JN038326

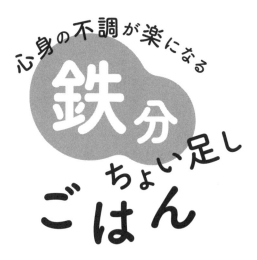

心身の不調が楽になる

鉄分

ちょい足し

ごはん

毛利有香

監修 よしだ栄美子

MOMO こころのクリニック 院長

はじめに

　集中できない、いつも疲れている、イライラしてしまう、落ち込みやすい、失敗が多い、うまく人と付き合えない……このようなお悩みはありませんか?

　実は私もそうでした。子どもの頃から、気をつけていても忘れ物をしてしまったり散漫になったりする自分に悩んでいました。結婚して娘を授かりましたが、その娘がアトピーになり、常に顔中が血だらけの状態に。名医を求めあちこちで治療を受けるもよくならず、健康法を求めどんどんマニアックな偏った考えをするようになりました。子どもを守らなければと神経質になってピリピリしてしまい、穏やかでいられない自分に落ち込むという日々。人間関係をうまく構築できず、孤独を抱えることも多かったです。

　お料理を作ることが好きで**調理師**だった私は、**フードコーディネーター**として商品開発をしたり食育活動をしたりと多忙な毎日を送っていました。そんなある日、夫婦でうつ病とパニック障害を発症します。幸せになりたい、周りの人の役に立ちたいと一生懸命に生きてきたのに、人生のどん底に突き落とされてしまったのです。

　真っ暗なトンネルを彷徨っていた時に訪ねた勉強会で**「鉄と心身の関係」**を知りました。**「血液検査の貧血項目がＡ判定でも鉄欠乏はありうる」「鉄が不足すればメンタルや疲れやすさに関わる」**など、**身心を健全に働かせるために鉄という栄養素は必須である**ということに、目から鱗が落ちる思いでした。

　これがきっかけとなり、1日に必要な鉄分をとることを目標に、**「無理せず一生続けられることだけを選択する」**。そう決めて、私の**鉄分ちょい足し生活**がスタートしました。ハンバーグを作る時、合いびき肉ではなく牛100%のひき肉を使う。白身魚ではなく、青魚や赤身魚のお刺身を食べる。おひたしに多めにごまをかける。このような小さな工夫が毎日の習慣になってきた頃、**「疲労感が少ない」「イライラしなくなり、夫婦喧嘩が**

なくなった」「物事を前向きに捉えられる」ことに気がつきました。毎日の食事を見直し、生活習慣も整えたことで夫婦ともに病を克服することができたのです。いつも幸福感に包まれ穏やかな気持ちでいられる。自分は大切で素晴らしい存在なんだと思える。これが栄養の満たされた健康な状態だったんだと、「鉄の力」を実感した瞬間でした。

　かつての私のように不調で苦しんでいる人がいるなら、鉄分ちょい足しという方法を知ってほしい。そして**心身ともに健康な人を一人でも増やして幸せな社会づくりに貢献したい**。これまで、そんな気持ちで「鉄の重要性」をSNSや講座、カウンセリングを通してお伝えしてきました。**「ゆかさんのアドバイスで職場復帰できました」「鉄を意識したら疲れにくくなりました」「イライラしなくなりました」「怖くて乗れなかった電車や飛行機で旅行に行けるようになりました」**……そんなたくさんの嬉しいご報告が私の励みとなり、日々の活動を支えてくれています。

　私の信念は、「**真の健康法は全ての人に平等である**」ということ。仕事が忙しくても、子育てに追われていても、体調が悪くても、誰もが手軽に**楽しく取り入れられる方法**を、この本にギュッとまとめました。**心と体の不調を改善する簡単な手段**として、活用してくださいね！　皆様の心と体の健康に貢献できることを願っています。

　第1部では**鉄と心身がどのように関わっているのか**をお伝えします。女性にありがちな悩みは鉄不足と関わっていることがあります。あなたの不調がもしひとつでも当てはまるのなら第2部へGO！　**鉄分ちょい足し食材**をたっぷりとご紹介しています。**朝・昼・夜・補食としておすすめの鉄分食品やアレンジ方法**も知ることができます。

　さあ、あなたの鉄分ちょい足しライフがここから始まります。この本を読み終えた頃にはあなたもきっと、鉄分を使いこなすプロ仲間になっているはずですよ！

目次

第 1 部 鉄分と心身の
深～い関係

第 2 部 とってもお手軽な
鉄分ちょい足し術

いつものごはんにちょい足し　その❶ **野菜** などのちょい足し

いつものごはんにちょい足し　その❷ **豆製品** のちょい足し

いつものごはんにちょい足し　その❸　**肉類・卵**のちょい足し

いつものごはんにちょい足し　その❹　**海産物**のちょい足し

いつものごはんにちょい足し　その❺

種・果物 などのちょい足し

アレンジ無限大！ おいしい組み合わせ

おでかけ中も栄養たっぷり！ 外食 でちょい足し

ブックデザイン　野本奈保子（ノモグラム）
著者イラスト　広東もな
食材イラスト　蒼井すばる
DTP　エヴリ・シンク
栄養計算　北嶋佳奈
校正　東京出版サービスセンター
編集　伊藤瑞華（KADOKAWA）

第1部

鉄分と心身の深〜い関係

こんな不調はありませんか?

いきなりですが、最近こんな悩みはありませんか? 鉄はミネラルの中でも満たすのが難しい成分とされており、不足すると以下のような症状が出ることがあります。あなたの心身の不調も、実は鉄不足が一因かもしれません。思い当たるものがないか確認してみましょう。

症状1: メンタル不調

鉄と情動には密接な関わりがあります。神経伝達物質セロトニンの生成にはアミノ酸と鉄やビタミンB群などが必要です。セロトニンは同じく神経伝達物質であるドーパミン（喜び、快楽などに関係）やノルアドレナリン（恐怖、不安などに関係）などの量をコントロールし、**精神を安定させる働き**があります。不足すれば**うつっぽい、落ち込みやすい、情緒不安定、イライラ、涙もろいなどのメンタル不調が起こります。**また、ドーパミンやノルアドレナリンが不足すると**意欲や集中力の低下が起こります**が、これらの生成にもアミノ酸や鉄、ビタミンB群などが必要です。鉄をはじめとする栄養素をとることが**仕事の効率アップ**にもつながるのです。

症状2：疲れやすい

　血液中の赤血球にはたくさんのヘモグロビンが含まれています。ヘモグロビンはヘム（鉄を含む化合物）とグロビン（タンパク質）でできています。このヘモグロビン中の鉄に酸素が結合して全身に送り届けられるため、ヘモグロビンが不足すれば**酸素が十分に運ばれなくなって、全身が酸欠状態**になります。まるで富士山の上で暮らしているようなもの。**少し運動するだけで息が切れたり、疲労感が出たり、頭痛や頭がボーッとしたりする**などの症状が現れます。

症状3：甘いものがやめられない

　細胞の中にあるミトコンドリア。これはエネルギーを作り出す工場です。ここではたくさんのエネルギーを作り出すために三大栄養素（炭水化物〔糖質〕、脂質、タンパク質）や鉄、ビタミンB群、マグネシウムなどが必要になります。これらが不足すると、**エネルギーを十分に産生することができず**、体が手っ取り早くエネルギーになる糖質を欲するのです。

症状4：見た目のトラブル

皮膚や髪、爪、そして骨や軟骨、内臓、血管なども
コラーゲンでできています。コラーゲンの材料はアミノ
酸と鉄、ビタミンC。これらが不足すれば**コラーゲン
の構造がもろくなり、肌が荒れる、髪が切れやすくな
る、爪が弱くなる、あざができやすくなる**など、見た目
のトラブルにつながります。

症状5：睡眠の質が悪い

眠りのホルモンとも呼ばれる、メラトニン。生成する
ためには必須アミノ酸のひとつであるトリプトファンや
鉄、ビタミンB群、マグネシウムなどが必要です。これ
らが不足すれば**メラトニンが十分に生成されず、眠るま
でに時間がかかる、夜中に目覚める、睡眠の質が悪い**
などの睡眠障害につながることがあります。

私たちの心や体で重要な働きをしている鉄。十分に
とることで心も体も軽くなる、それが鉄なのです。

こんな症状が
あったら注意して！

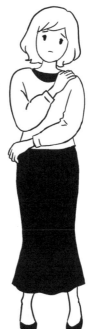

□頭痛
□注意力の低下
□眠りが浅い
□集中力の低下
□落ち込みが激しい
□情緒不安定
□イライラする
□うつうつする
□痛みに弱い
□寝つきが悪い
□疲労感
□動悸や息切れ
□めまいがする
□抜け毛が増えた
□白髪が増えた
□毛が細い
□爪が割れやすい

□鼻血がでやすい
□あざができやすい
□歯茎からの出血
□顔色が悪い
□肌荒れ
□傷が治りにくい
□まぶたの裏が白い
□飲み込みにくい
□息苦しい
□甘いものが
　やめられない
□硬いものが
　食べたくなる
　（氷、飴、煎餅など）
□脚がむずむずする
□肩がこる

3つ以上当てはまる場合は鉄不足の疑い、
6つ以上当てはまれば要注意です。チェック項目の
多い方は放置せずに病院を受診しましょう。

※鉄欠乏性貧血と診断するものではありません。

血液検査はどう見たらいい？

貧血の指標

　鉄不足の典型的な症状といえば「**貧血**」を連想します
よね。ここでは、血液検査でご自身が貧血かどうか
チェックするための項目と、その理想の値をご紹介しま
す。記載している値よりも低い場合には、鉄欠乏の可能
性が考えられます。

分子栄養学※的な血液検査データの理想値

有経女性の場合。全て低値で鉄欠乏の疑い。

赤血球	430 ～ 450万/μℓ 血液中の赤血球の数
ヘモグロビン	13 ～ 14.5 g/dℓ 赤血球の中にある鉄の指標
ヘマトクリット	40 ～ 45% 血液中に含まれる赤血球の体積の割合
血清フェリチン	20 ～ 50 ng/mℓ（有経女性） 50 ～ 80 ng/mℓ（閉経女性） 貯蔵されている鉄の指標
MCV	90fℓ 赤血球の平均的な大きさ

※分子栄養学とは細胞の栄養状態を整え細胞機能を向上させる、個体差に
　合った栄養学のことです。

隠れ貧血について

　病院の血液検査ではＡ判定。にもかかわらず貧血症状があることを「**隠れ貧血**」といいます。

　血液検査結果だけで安心することはできません。

　なぜなら脱水による血液の濃縮により検査データがマスクされて（実際の数値が隠されて）正常な範囲の数値が出てしまうことがあるからです。また、一般的な健康診断では赤血球、ヘモグロビン、ヘマトクリットの値を調べることが多く、血清フェリチン（貯蔵鉄）の値は測らないため、見落とされることがあります。体内で鉄が不足すると貯蔵鉄から補われるため、貯蔵鉄が不足していても、ヘモグロビン自体は満たされていて、血液検査で問題なしと診断されることがあります。

検査で正しい結果を出すために

　赤血球、ヘモグロビン、ヘマトクリットは、脱水によって血液が濃縮されることで血液検査での数値が上がってしまい、**正しい数値が出ない可能性のある項目**です。

　脱水を防ぎ、正しく測定するために、検査前には以下のことに気をつけましょう。

・カフェインなど利尿作用のある飲み物は控える。

・汗をかきすぎない。

・水分をこまめにとった上で採血する。

実はいろいろ！ 貧血の種類

　実は、**貧血は鉄不足以外の原因でも起こる**ことがあります。現代は、多忙で食事をとる時間がなかったり、ダイエットで食事量自体が不足していたりと、**鉄だけでなくその他の重要な栄養素も不足している**方が多いのではないでしょうか。胃腸トラブルにより量を十分にとることができない方もいらっしゃるかもしれませんね。**不足する栄養素によって貧血の種類は違います**。ここでは原因の栄養素別に異なる貧血をご紹介します。

　あなたはどのタイプでしょうか？

※栄養素の不足以外の原因で貧血となるケースもあります。不調が長く続く
　場合は、病院やクリニックを受診してください。

鉄欠乏性貧血

　酸素を運ぶヘモグロビンはタンパク質と鉄が結びついてできています。**鉄不足によりヘモグロビンがつくれなくなり起こる貧血**です。

亜鉛欠乏性貧血

　亜鉛が欠乏するとタンパク質合成力が低下するため、タンパク質でできている赤血球の膜が壊れやすくなり、**溶血※しやすくなります。**また、亜鉛が不可欠な**赤芽球※の分化や増殖が行われにくくなります。**このように、亜鉛が不足することで起こる貧血があります。

※溶血：赤血球が寿命を迎える前に壊されてしまうことです。
※赤芽球：赤血球前駆体のこと。赤血球になる前の段階の細胞です。

溶血性貧血

　赤血球の膜は非常にもろくできており、それを**コレステロールとビタミンE**が守っています。そのため、これらが不足すると、**赤血球の膜が壊れやすくなり、貧血が起こります。**激しい運動により起こることもあります。

巨赤芽球性貧血

　ビタミンB12と葉酸が不足すると、未熟な赤血球が分化して成熟していく過程で正常に分化することができず、**未熟で大きな赤血球ができてしまいます。**大きい赤血球は未熟がゆえに働きが悪く、また毛細血管まで入ることができず貧血となり、手足の冷えや血流障害が起こることがあります。

鉄不足が起こる仕組み

1日に必要な鉄量

　厚生労働省の「日本人の食事摂取基準（2020年版）」による**鉄の推奨量は有経成人女性で10.5〜11mg/日**。鉄10.5mgは1個10gのドライプルーンなら約10個分。牛ももステーキなら約280g分です。なお、妊娠中や授乳中の女性は、この推奨量よりもさらに多くの鉄分が必要になります。

　それに対し、一般的に女性が1日当たりに摂取している量は以下の通りで、**多くの女性が不足している**ことが考えられます。

※女性の場合

20〜29歳	6.2mg
30〜39歳	6.4mg
40〜49歳	6.7mg

厚生労働省「令和元年 国民健康・栄養調査結果の概要」より

どうして鉄が不足するの?

　　鉄は必須ミネラルのひとつでありながら、吸収率は高くなく、**摂取した鉄分の1割程度しか吸収できない**といわれています。ですから、理想的な食生活をしていても実際に**体内に入ってくる鉄は1日1〜2mg程度**です。そして尿や汗、便などによって**排出される鉄も約1〜2mg程度**です。鉄は体内で、再利用されたり、余った分は貯蔵されたりして大切にやりくりされています。

　　バランスが取れていればいいのですが、入ってくる鉄の量が少なかったり、何かしらの原因で鉄が多く排出されていたりすると、当然のことながら鉄が不足してしまいます。ここでは原因として考えられるものを4つご紹介します。

①出血

　　過多月経や婦人科系疾患などで出血があり、入ってくる量よりも出ていく量の方が多ければ、鉄欠乏につながります。出血の量や期間によってはすでにかなり鉄欠乏が進んでいる可能性がありますので、出血の原因を治療して食い止める必要があります。

　　過多月経に関しては自覚がない場合が多いかと思いますが、**日中にもかかわらず夜用ナプキンが必要な場合、1時間おきに昼用ナプキンを変える必要がある場合**には産婦人科の受診をおすすめします。

②食事量が少ない

　鉄は意識しないと十分な量をとることが難しい栄養素です。**食事量を減らすダイエットをしたり、忙しいからと食事を抜いたり、食事代わりにお菓子を食べたりして**いては、鉄の1日摂取推奨量をクリアすることはできません。まずは**3食をきちんと食べること**を目指しましょう。

③消化管にトラブルがある

　鉄を意識して取り入れているのに鉄不足がなかなか解消されない。胃もたれや胃痛がする。このような場合、**ピロリ菌感染**が原因であることも考えられます。**ピロリ菌が胃の粘膜にダメージを与えたり、胃酸を中和したりするために、十分な鉄が体内に吸収されないことがある**のです。他にも、体内で細菌感染を起こしている場合には、細菌に鉄が奪われないよう体が鉄の吸収をしにくくする**鉄の吸収障害**も起こります。

　また、**体の中で慢性的に炎症がある場合にも鉄の吸収障害が起こりやすくなります。**近年、痩せ体質の若い女性にもみられる脂肪肝や、腸粘膜に隙間ができ有害物質などが血管内に入ってしまう「リーキーガット症候群」、歯周病や上咽頭炎なども炎症のひとつです。心当たりのある方は受診し医師に相談してみることをおすすめします。

④食品の鉄分含有量の変化

　「日本食品標準成分表」(文部科学省)の2010年版と比較すると、2020年版(八訂)では**鶏卵や大豆など鉄の含有量が減ったもの**があります。

　また、**鉄の器具(包丁、鍋)を使用しなくなったことで、切り干し大根やひじきなどの加工食品の鉄の含有量が減った**と考えられています。調理器具が変わるだけでも鉄量には変化が生じます。「日本食品標準成分表2015年版(七訂)」(文部科学省)は、ひじきの可食部100g当たりの鉄含有量は「鉄釜だと58.2mgの鉄を含むが、ステンレス釜だと6.2mg」と発表しました。1/9まで減ってしまうなんて驚きですよね。また切り干し大根の鉄含有量は1/3に減っています。鉄の包丁を使っていたのが時代の変化とともにステンレス製の包丁を使用するようになったためだといわれています。

　逆にいえば、**家庭で鉄瓶でお湯を沸かしたり、鉄玉子を調理器具に入れたりすることで、微々たる量ですが鉄の摂取量を増やすこともできます。**これらはお手入れが必要ですが、無理のない範囲で取り入れてみるのもいいですね。

食べて鉄分を補給しよう

どうして食材でとることが大事なの？

　サプリメントでは手軽に鉄がとれますので、不調の多い方には有効活用していただきたいです。しかし取り入れる際には過剰にならないよう注意し、定期的に血液検査を受け、貧血項目のチェックをすることをおすすめします。なぜなら、**鉄は諸刃の剣**といわれ、**過剰摂取となった場合には肝障害や胃腸障害にもつながる恐れがあるからです。サプリメントでとろうとすると、量や質、体の状態により逆効果になってしまうことがあります。**

　鉄の食事摂取基準によると、**女性の1日の耐容上限量**（健康障害をもたらすリスクがないとみなされる習慣的な摂取量の上限）は**40mg**です。

　サプリメントは用量によって過剰摂取になることもありますが、**食事でとる分には過剰になることはほとんどありません。**例えば豚のスモークレバーであれば、鉄分が40mg含まれる量は約200gに当たります。これだけたくさんのスモークレバーを1日に食べられる人はまずいません。

鉄をとりすぎると体内で様々な悪影響が生じます。

　例えば、**細胞にダメージを与える**ことがあります。体内の鉄の多くはタンパク質と結合しています。食事でタンパク質が十分に取れていないままサプリメントなどで過剰な鉄を摂取した場合、タンパク質と結合できずに余ってしまった鉄が活性酸素を発生させ、細胞を酸化させて傷つけてしまうのです。

　また、**腸内環境の悪化を引き起こす**可能性もあります。現代人は糖質のとりすぎや食品添加物、薬剤の使用により、腸内フローラ（種類ごとに分かれて腸の壁に生息している細菌の集団）が乱れ、悪玉菌優勢の状態であることが大いに考えられます。鉄は腸内細菌にとっても必要な栄養素。このような場合、せっかくサプリメントからとった鉄も悪玉菌の餌となり、腸内環境が一層悪くなってしまいます。

　鉄の過剰摂取によってこのようなトラブルが起こる心配をすることなく、気軽に取り入れられるという点で、やはり**食事を中心に考えることにメリットがあります。**

　体内では、胃酸が鉄を吸収されやすい形にしています。忙しくてストレスが多い人など、胃酸が十分に出ていない人は、せっかく摂取した鉄が吸収しづらい状況にあります。鉄分ちょい足しをしたごはんを**よく噛んでおいしく食べることで胃酸の分泌が促進され、効率よく鉄が吸収されます。**

このように、**食事のバランスを考えながら、タンパク質と一緒にコツコツと摂取することが、一番無駄がなく安全な方法**なのです。

ヘム鉄と非ヘム鉄

食事からとれる鉄には「ヘム鉄」と「非ヘム鉄」とがあります。**ヘム鉄はタンパク質と結合している鉄成分**のことで、鉄イオンがポルフィリン環という化合物に囲まれた状態になっています。**胃に優しく吸収しやすい**のが特徴です。一方、**非ヘム鉄はタンパク質と結合していない無機鉄**です。一緒にとる食品によって吸収率に影響が出やすく、吸収される際に活性酸素を発生させ、**胃壁に負担をかけてしまう**ことがあります。

ヘム鉄は肉やレバー、赤身の魚などに多く含まれており、非ヘム鉄は野菜や豆製品、海藻などに多く含まれています。ヘム鉄の方が吸収率が高く、非ヘム鉄は吸収率が低くなります。そのため、メインディッシュとして、毎食、**動物性食品を意識して取り入れることが大切**です。

しかしながら日本人は古くから鉄の多くを非ヘム鉄から摂取してきました。和食をイメージすると分かりやすいですが、青菜のごま和えや豆腐の味噌汁、ひじきの煮物、納豆など、植物性食品をたくさん使用していますよね。食物繊維はもちろんのこと、ビタミンやミネラ

ルなどさまざまな栄養素をバランスよくとるためにも、非ヘム鉄を上手に取り入れることが重要です。ビタミンCや動物性タンパク質と一緒に摂取することで、非ヘム鉄の吸収率を上げることもできます。

体内のどこに鉄が存在しているの？

　食事で摂取した鉄は、体の中で形を変えて存在しています。

　機能鉄として分類されるものには、**赤血球に含まれ酸素を組織に運搬するヘモグロビン**や、**筋肉内で酸素の運搬と貯蔵をするミオグロビン**などがあります。

　貯蔵鉄は体内の鉄が不足した際に補えるよう、体に蓄えられた鉄のことです。肝臓や脾臓、骨髄などの細胞の中にフェリチンとして貯蔵されています。

　輸送鉄は体内で運搬されている鉄のことです。トランスフェリンというタンパク質と結合し運ばれています。

　このように体内の鉄の大半はタンパク質と結合しています。ですから、鉄だけでなくタンパク質も意識して摂取することがとても大切です。

消化をよくする食べ方

食べるものだけでなく、**食べ方も大切**です。少し意識するだけで消化がよくなり、栄養素の吸収も高められます。

まずは**姿勢を整えましょう。背筋を伸ばして足の裏を床につける**ことが大切です。食べ物が飲み込みやすくなりますよ。

そして、**酸っぱいものを食べることで、胃酸の分泌を促進しましょう**。食前に梅干しをかじったり、最初に酢の物、酸味のあるドレッシングやレモン汁を使ったサラダを食べたりするのがおすすめです。**唾液の分泌量を増やすために、よく噛むことも大事**です。

なにより、**リラックスして食事の時間を楽しむこと**が鉄の吸収をよくします。苦手な人との食事や、早食いはできるだけ避けて。食材の色、きれいな食器、いい匂い、調理する音、楽しい食感やおいしいと感じる味つけなど、五感をフルに働かせ、命に感謝していただきたいですね。

第2部

とってもお手軽な
鉄分ちょい足し術

食べ物で気をつけたいこと

タンパク質を一緒にとろう

　第1部でお話しした通り、体内の鉄の多くは、赤血球の中でも、体中に運ばれる時も、貯蔵する際にもタンパク質とセットになっています。それだけでなく、タンパク質は私たちの体を構成したり、体の機能に関与する大切な栄養素。不足すれば、筋力の低下や免疫力の低下など、さまざまな不調につながります。また、タンパク質が不足すると、血管内に水分を保持しづらくなり、むくみにつながることが考えられます。ですから、**鉄を体内で有効に活躍させるにはタンパク質が必要不可欠**。毎食、ご自身の**手のひら1枚分の面積が埋まる量**を目安に、肉、魚、卵、貝類、大豆製品から、タンパク質を常に意識してとりましょう。消化力が弱くお肉やお魚の量が不足しがちな方は、市販のコラーゲンペプチドをスープや味噌汁に少量加えてタンパク質量を増やすのもひとつの方法です。

例えば……朝に鮭1切れ＋納豆1パック、昼に蒸し鶏80g＋茹で卵のサラダ、夜に豚の一口カツ3枚＋豆腐の味噌汁を食べればタンパク質はバッチリ！

とりすぎに注意したい食品

鉄を効率よくとる上ではコツが必要な食品もあります。もちろんどれもおいしいので食べたくなってしまいますが、特に鉄不足の症状がひどい時には意識して減らしてみるなど、体調に合わせて調節してください。

☐ 乳製品・全粒粉・玄米・練り製品・加工肉

乳製品に含まれる**カルシウム**。全粒粉、玄米に含まれる**フィチン酸**。そしてちくわやかまぼこなどの練り製品やハム・ソーセージなどの加工肉に使用されることが多い添加物の**リン酸塩**。これらは**とりすぎると鉄の吸収を阻害**してしまうことがあります。**リン酸塩不使用（無添加）の加工品を活用してみましょう。**

☐ カフェイン

胃の粘膜を荒らす可能性や、アドレナリンを分泌させ**てホルモンバランスを崩してしまう恐れ**があります。

☐ 白砂糖

とりすぎると悪玉菌の餌となり、**腸内環境を悪化させてしまう可能性**があります。

☐ 小麦製品

小麦に含まれるグルテンは消化しづらいため、**腸粘膜の炎症を引き起こす**ことがあります。

□ ハイカカオチョコレート

　有害物質として知られる金属元素カドミウム※を多く含みます。体内で鉄が欠乏していると、カドミウムの吸収率が高くなる可能性があるので注意が必要です。

※カドミウム量は各メーカーにより異なります。

腸活に役立つ食品

　腸内環境が整っていると鉄の吸収をスムーズに行えます。ヨーグルトなどの乳酸菌製品をイメージする方も多いと思いますが、それ以外にも腸にいい食品があるのでご紹介します。

□ ネバネバ野菜

　オクラ、アボカド、もずく、長芋などのネバネバ成分であるフコイダンやペクチンなどは水溶性食物繊維の一種です。水溶性食物繊維は腸内細菌の酪酸菌（らくさん）の餌となり、腸内を弱酸性に整えることで、悪玉菌の増殖を防いだり、ミネラルの吸収を促進したりします。

□ 苦い食品

　ゴーヤやミント、杜仲茶（とちゅう）、たんぽぽ茶など苦みのある食品は胆汁の分泌を促します。胆汁は脂質の消化を助けてくれる他、界面活性作用により増えすぎた細菌を殺菌し、腸内をお掃除する働きもあります。

□ 梅肉エキス

青梅の搾り汁を煮詰めて作られた食品です。**唾液や胃酸の分泌を促し、消化を助け、抗菌効果が期待できます。**

毎日飲みたい！　ボーンブロススープ

ボーンブロススープとは、骨を煮出したスープのこと。小腸粘膜保護作用のあるグルタミン酸や、酪酸菌を増やす**アミノ酸**が豊富に含まれており、歴史は古く、紀元前より治療食として使われてきました。

世界各国にその食文化があり、日本ではあら汁、韓国ではサムゲタン、ロシアではボルシチ、フランスではブイヤベースなどがこれに当たります。

作ってみよう！

ボーンブロススープ（4人分）

・手羽先…8本
・ショウガ…3かけ
・お好みの野菜（玉ねぎ、
　人参、干し椎茸など）

・塩…お好みで
・水…材料にかぶるより多め

①塩以外の全ての材料を鍋に入れて、適宜アクを取りながら
　1時間以上煮込む。
②①に塩を加えて味を調え、完成。

食事に鉄を取り入れるコツ

　1日に10.5mgの鉄をとるといいという目標は分かっても、いったい何を食べたらいいの？　とお悩みの方が多いかもしれません。具体的な活用方法の目安として、ご参考までに私がやっているちょい足し例を1食分ご紹介します。**各料理に少しずつ足すだけで鉄分量が増える**ことがお分かりいただけるはずです。組み合わせによっては、1食で1日の推奨量の半分以上をとることもできます。

　一番のおすすめは、**和定食を食べる**こと。さまざまな鉄分食品が含まれているからです。ランチは、単品のパスタやサンドイッチだけでは鉄がとりづらくなってしまいますので、セットメニューにしたり、トッピングをしたりするといいです。

　大変だなと思った方もご安心を！　**ひとつだけでも、できそうなものから始めてみることが大事**です。1日の推奨量を達成できなかったとしても、**少しずつ摂取量を増やすこと、無理のない範囲で続けることで効果を感じられる**ようになりますよ。鉄だけでなく、**さまざまな栄養素がとれることも、体にいい影響を与える**はずです。この本では、そんなおすすめ食材やテクニックをいっぱいご案内していきますよ。

ちょい足しの例

＜通常の夕食＞

（含まれる鉄分）

ご飯／ 150g ……………… 0.2mg

わかめの味噌汁／ 180g …… 0.3mg
| だし入り米味噌／ 15g = 0.2mg
| カットわかめ／ 1g = 0.1mg

鶏もも肉の唐揚げ／ 80g … 0.6mg
| 鶏もも肉（皮つき）／ 80g = 0.5mg
| 片栗粉／ 20g = 0.1mg
| だし醤油／ 9g ⎫
| おろしニンニク／ 3g ⎬ = 0mg
| おろしショウガ／ 3g ⎭

春菊のおひたし／ 50g …… 1.1mg
| 春菊（生）／ 50g = 0.9mg
| かつお節／ 3g = 0.2mg
| だし醤油／ 3g = 0mg

ポテトサラダ／ 110g ……… 0.8mg
| じゃが芋／ 110g = 0.7mg
| きゅうりのピクルス（スイート）／ 20g
| = 0.1mg
| 玉ねぎ／ 10g ⎫
| オリーブオイル／少々 ⎪
| 塩、こしょう／少々 ⎬ = 0mg
| レモン汁／少々 ⎭

1 食分の鉄分量 **3.0** mg ⇒

＜鉄分ちょい足し夕食＞

（含まれる鉄分）

→ 納豆ご飯 **1.9** mg
　＋納豆／ 50g = 1.7mg

→ 油揚げとわかめの味噌汁（煮干し粉、
　かつお節粉トッピング）…… **2.0** mg
　＋油抜き油揚げ／ 40g = 1.0mg
　＋煮干し粉／ 3g = 0.5mg
　＋かつお節粉／ 3g = 0.2mg

→ きな粉入り唐揚げ **1.3** mg
　＋黄大豆きな粉／ 9g = 0.7mg

→ 春菊のおひたしにごまをトッピング
　　　　　　　　　　　　　　 1.6 mg
　＋炒りごま／ 5g = 0.5mg

→ ポテトサラダに生パセリをトッピング
　　　　　　　　　　　　　　 0.9 mg
　＋生パセリ／ 1g = 0.1mg

7.7 mg

補食のススメ

必要なカロリーや栄養素を補う

　補食とは食事の一環としてとる間食のことです。朝・昼・夕の3食だけでは補いきれない、**1日に必要なカロリーや栄養素を得ることができます**。子どもやスポーツをしている人のものというイメージがあるかもしれませんが、私たち成人女性にとっても必要なものなのです。なぜなら**1日に必要なカロリーや栄養素が不足している女性が多く存在している**からです。

　あなたは朝ごはんに何を食べていますか？　食べる時間があったらギリギリまで寝ていたい、食欲がなくてコーヒーとヨーグルトで精一杯、ダイエット中だから食べたくない……という方もいらっしゃるのではないでしょうか。また、お昼ごはんは菓子パンや春雨スープのみ、夜は太るから量を少なくしたい……そんな方もいらっしゃるかもしれません。まさに過去の私がそうでした。

　これでは鉄やタンパク質はもちろんのこと、エネルギー源として重要な糖質やビタミン、ミネラルや食物繊維などが不足しても無理もありません。

少食で一度に量を食べるのがつらい方、忙しすぎてゆっくりと食事をとる時間のない方は特に補食を取り入れ、足りない栄養素を補いましょう。

一番理想的な補食はミニおにぎり！

　ご飯にかつお節やごま、桜エビなどをまぶしたものを一口サイズにラップで握る**ミニおにぎり**を作ってみましょう。ツナや鮭を入れてもいいですね。痩せ型の方や、1日のカロリーが不足している方は、ツナマヨにしてカロリーアップしたり、市販のミートボールを包んだりしてもいいです。小腹の空いてくる10時や15時、夕食前の時間帯にサッと出してパクッと食べるだけ。心も体も満たされます。

　コンビニでも手に入る手軽な補食であれば**茹で卵**や**無添加の魚肉ソーセージ**、甘いものが欲しい時は草餅などの**和菓子**がおすすめです。餡にはタンパク質や鉄が豊富に含まれています。白砂糖が含まれることがありますので食べすぎにはご注意を。

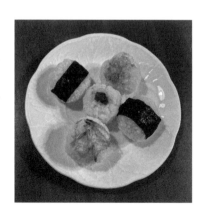

この本の嬉しいポイント

簡単だから毎食続けられる

　カウンセリングで皆様のお話を聞き「今、何を食べたらいいのか分からない」と悩まれている方が多いことが分かりました。そんな悩みを解決すべく、**1日の各食事に「ちょい足し」して鉄分補給する方法**を紹介します。

　食材は、**全体のバランスや使いやすさ、手に入れやすさ、楽しさ**などを考慮して、比較的**鉄の含有量の多いもの**を厳選したので、今日から鉄分満点生活を始められますよ。

　おすすめの取り入れ方は、できる限り手間のかからないものになるよう工夫を凝らしました。時間帯をセレクトした基準は右の通り。もちろん、体調やライフスタイルに合わせて、自由にアレンジしてOKです！

　「おひたし」がさまざまな食材で出てきますが、忙しい中で朝からおひたしを作るのは難しいと思います。前日の夕食時に多めに作っておき、取っておいた分を朝に食べるのが理想です。食べる直前にごまなど好きなものをトッピングするのがベストです。

[朝食] 朝

❶ 簡単に素早く作れる

❷ 日中のセロトニンの材料や
夜のメラトニンの材料になる食材

❸ エネルギーになる

[昼食] 昼

❶ リラックスできる食材

❷ 手軽に食べられる

❸ 簡単に作れる

[夕食] 夕

❶ よく噛んでゆっくり食べられる

❷ 品数を増やすことができる

❸ 多めに作って明朝にも食べられる

[補食] 補

❶ 手軽に食べられる

❷ 気分転換できる

❸ 疲労感の軽減につながる

「ちょい足し」ページの見方

特徴
食材の基本情報を紹介します。

効果
栄養学的に優れている点を説明します。

＜鉄含有量＞
可食部100g当たりの鉄量が分かります。食材を比較したり、実際の使用量から摂取できる鉄量を計算したりと活用してください。

(野菜 なじみちょい足し / 01)

パセリ

特徴
セリ科の一種で、西洋では紀元前から食用にされていたそうです。日本で一般的な葉のちぢれているものは品種改良された「カーリーパセリ」で、三つ葉のような葉をしているのは「イタリアンパセリ」。新鮮なものが手に入ったら、水気をしっかり拭き取り、刻んで冷凍保存しておくと便利ですよ。

効果
ビタミンCが豊富で、コラーゲンの生成や鉄の吸収を促進します。多く含まれているβ-カロテンは体内でビタミンAに変換され、粘膜を丈夫にする働きがあります。精油成分アピオールには食欲増進、抗菌作用も。

おすすめの取り入れ方
| □ ポタージュスープにトッピング 昼

彩りだけに使うのはもったいない！
たっぷり食べて美肌を目指そう

鉄含有量
7.5 mg
生

□ パスタにトッピング 昼
□ 魚のソテーにまぶす
　パン粉にパセリを混ぜて、塩、こしょうした魚の切り身にまぶし、オリーブオイルでソテーして、レモンを添えて。
□ 唐揚げの衣に加える 夜
□ おにぎりに混ぜる 昼
　ご飯にツナとパセリ、塩を加えて混ぜ、小さめに握ります。

もっと知りたい

レシピ

魚介のマリネ (2人分)
- 茹でたシーフードミックス …150g
- ミニトマト…10個
- パプリカ…1/2個
- パセリ…大さじ1
- オリーブオイル …大さじ1と1/2
- うまご飯…大さじ1と1/2
- 塩、こしょう…少々

①ミニトマトを半分に切って。
②パプリカを角切りにする。
③全てを混ぜて完成。

パセリは生を刻んだものがおすすめですが、なければドライパセリを少々ふりかけるだけでもOKです。お好みでスライスレモンをトッピングして。

おすすめの取り入れ方
普段の生活や食事にどう取り入れたらいいか、簡単で楽しいアイデアをまとめています。摂取しやすい時間帯も載せていますので、参考にしてくださいね。

ページによって、詳しいレシピや調理のポイント、豆知識を掲載しています。

・「塩」と表記しているものはミネラル豊富な天然塩を使うのがおすすめです。
・「オリーブオイル」と表記しているものは「エクストラバージンオリーブオイル」の使用が望ましいです。
・加工品はできる範囲で無添加のものを選びましょう。

いつものごはんにちょい足し

その

1

野菜 などの

ちょい足し

パセリ

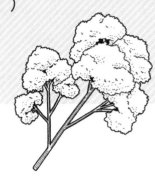

特徴

セリ科の一種で、西洋では紀元前から食用にされていたそうです。日本で一般的な葉のちぢれているものは品種改良された「カーリーパセリ」で、三つ葉のような葉をしているのは「イタリアンパセリ」。新鮮なものが手に入ったら、水気をしっかり拭き取り、刻んで冷凍保存しておくと便利ですよ。

効果

ビタミンCが豊富で、コラーゲンの生成や鉄の吸収を促進します。多く含まれている β -カロテンは体内でビタミンAに変換され、粘膜を丈夫にする働きがあります。精油成分アピオールには食欲増進、抗菌作用も。

おすすめの取り入れ方

□ ポタージュスープにトッピング　朝

彩りだけに使うのはもったいない！
たっぷり食べて美肌を目指そう

鉄含有量
7.5 mg
生

- [ ] **パスタにトッピング** 昼

- [ ] **魚のソテーにまぶす** 夕

    パン粉にパセリを混ぜて、塩、こしょうした魚の切り身に
    まぶし、オリーブオイルでソテーします。レモンを添えて。

- [ ] **唐揚げの衣に加える** 夕

- [ ] **おにぎりに混ぜる** 補

    ご飯にツナとパセリ、塩を加えて混ぜ、小さめに握ります。

もっと知りたい

レシピ

魚介のマリネ（2人分）

- ・茹でたシーフードミックス
  …150g
- ・ミニトマト…10個
- ・パプリカ…1/2個
- ・パセリ…大さじ1

- ・オリーブオイル
  …大さじ1と1/2
- ・りんご酢…大さじ1と1/2
- ・塩、こしょう…少々

①ミニトマトを半分にカット。

②パプリカを角切りにする。

③全てを混ぜて完成。

パセリは生を刻んだものがおすすめです。なければドライパ
セリを少々ふりかけるだけでもOKです。お好みでスライス
レモンをトッピングして。

バジル

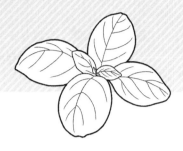

特徴

シソ科の一種で、日本では「スイートバジル」が一般的です。「ホーリーバジル」はインドでトゥルシーと呼ばれ、世界三大伝統医学のひとつであるアーユルヴェーダでは薬草として使われているそうです。旬は夏から秋。生のものが手に入らない時期はドライバジルを活用しましょう。

効果

ビタミンE、β-カロテンなど抗酸化作用のあるビタミンを多く含んでいます。香りに含まれる精油成分にはオイゲノールやリナロール、アネトールなどがあり食欲増進や抗菌効果が期待できます。薬膳では体内の熱を冷ますとされています。

おすすめの取り入れ方

☐ **カプレーゼ風にする** 朝

水切りした絹ごし豆腐とトマトにフレッシュバジルを散

料理が華やぎ、心までリラックス

鉄含有量
1.5 mg
生

らし、オリーブオイルと塩をかけます。木綿豆腐を水切りせずに使用してもOKです。

☐ **トマトそうめんにトッピング** 昼
茹でて冷やしたそうめんに冷たいトマトソースをかけ、フレッシュバジルをトッピングしましょう。

☐ **じゃがいもサラダにする** 夕
茹でてマッシュしたじゃがいもに、刻んだソーセージとドライバジル、オリーブオイル、塩、こしょうを加えて混ぜます。

☐ **豚肉のバジルソテーにする** 夕
豚肉に塩、こしょうとドライバジルをまぶし、軽く片栗粉をつけてソテーします。レモンを搾っていただきましょう。

☐ **唐揚げの下味に混ぜる** 夕
鶏肉に塩麹とドライバジルをまぶして1時間以上おき、米粉と片栗粉をまぶして揚げます。

調理のポイント

バジルペーストは多くのフレッシュバジルに松の実やニンニク、オリーブオイルなどを加えてペースト状にしたものです。手軽に使えるので冷蔵庫に常備したいですね。小分けし冷凍保存もできます。

青じそ

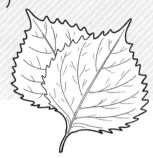

特徴

旬は初夏。別名、大葉とも呼ばれる香辛野菜です。
花穂の部分は花穂じそと呼ばれ、香りがよく、お刺
身などに添えられます。花が終わって実が熟したも
のは、プチプチとした食感で佃煮などに使われます。

効果

粘膜を保護する働きのあるビタミン B_2 を多く含みま
す。ビタミン B_2 が不足すると口内炎や口角炎を起こ
すことがあります。ビタミンC、β-カロテン、カリウ
ム、カルシウムも豊富。香りには防腐作用、殺菌作
用や胃酸分泌を促進する働きがあるので、食欲の出
ない時には食前に食べるといいです。
薬膳では冷えを取り除き、発汗を促すといわれていま
す。ジメジメした梅雨の時期には特に取り入れたい
ですね。

刺身のつま以外にも大活躍！

鉄含有量
1.7 mg
―――――
生

おすすめの取り入れ方

☐ おにぎりを包む 朝

☐ スープに入れる 朝

☐ たらこパスタにトッピング 昼

☐ カツオのカルパッチョに盛る 夕

☐ 和え物に入れる 夕
　せん切りにした大根のせん切りに練り梅とシラス、青じ
　そを和えます。

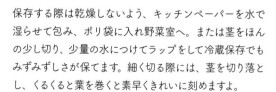

調理のポイント

保存する際は乾燥しないよう、キッチンペーパーを水で
湿らせて包み、ポリ袋に入れ野菜室へ。または茎をほん
の少し切り、少量の水につけてラップをして冷蔵保存でも
みずみずしさが保てます。細く切る際には、茎を切り落と
し、くるくると葉を巻くと素早くきれいに刻めますよ。

小ネギ

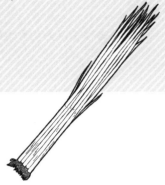

特 徴

別名は細ネギ。葉ネギを若取りしたもので、緑の葉の部分が多く辛みが少ないので食べやすいです。忙しい時でもたっぷりと使えるよう、小口切りにして冷凍保存しておきましょう。加熱調理をするとかさが減り、たくさん食べることができます。茹でる、蒸す、炒めるなどお料理のレパートリーを増やしましょう。

効 果

風邪予防に有効なビタミンCとβ-カロテンが豊富です。カルシウム、葉酸も含みます。ネギに含まれる硫化アリルの一種のアリシンはビタミンB₁の吸収を高める働きがあり、疲労回復に効果的です。また硫化アリルは消化を促す働きがあるので食欲のない時に活用したいですね。

細身ながらもメインに負けない存在感

おすすめの取り入れ方

☐ 味噌汁に入れる　朝

☐ 納豆にトッピング　朝

☐ お好み焼きの生地に入れる　夕

☐ ぬた和えにする　夕

　　酢、味噌、てんさい糖を混ぜ、サッと茹でた小ネギと和えます。

☐ 万能ネギダレにする　夕

　　小口切りにした小ネギと酢、醤油、おろしニンニク、おろしショウガ、てんさい糖、すりごま、ごま油を混ぜ合わせます。茹で鶏や豚の冷しゃぶなどにかけて召し上がれ。

YUKA'S MEMO

小ネギは生の状態で食べることが多いですが、3〜5cm程度にカットし肉と炒めてもおいしいです。色が鮮やかで歯応えが残るよう、短時間加熱してくださいね。調理の最後にざっくりと混ぜ合わせるくらいでOK。ビタミンB群を多く含む豚肉と一緒に食べることでより一層、疲労回復につながりますよ。

枝豆

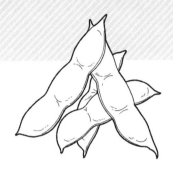

特徴

大豆を未成熟のうちに収穫したもので、黒豆や茶豆、多く出回っている青豆の主に3種類があります。購入するポイントは、ふっくらとしており産毛の多いさやを選ぶこと。味が落ちないよう、購入したその日のうちに塩茹でしましょう。冷凍品も活用して、旬の夏以外も取り入れたいですね。

効果

タンパク質やカルシウムを多く含んでいます。必須アミノ酸のメチオニンとビタミンB_1も豊富です。これらはアルコールを代謝し肝機能を助ける働きがあるため、ビールのおつまみとしての枝豆は理にかなっているのです。

料理にも取り入れて一年中食べたい

鉄含有量
2.7 mg
生

お す す め の 取 り 入 れ 方

☐ **オムレツに入れる** 朝
　卵に枝豆、アーモンドミルク、塩、こしょうを入れてよく混ぜ、バターでふわふわに焼きましょう。

☐ **炊き込みご飯に入れる** 朝

☐ **サラダにトッピング** 昼

☐ **煮物にトッピング** 夕
　茶色くなりがちな煮物も枝豆で彩り豊かになります。

☐ **かき揚げの具材として** 夕

☐ **茹でてそのまま食べる** 補

調理のポイント

枝豆をおいしく茹でるにはコツがあります。まず両端を少し切り落として塩で揉み、産毛を取ります。たっぷりの沸騰させたお湯に塩を加えて枝豆を入れ、再び沸騰したら4分程度茹でてザルにあげます。水をかけて冷ますと風味を損ねるので、ザルに重ならないよう広げて自然に冷ましましょう。

グリンピース

特 徴

エンドウの種子を未成熟のうちに収穫したもの。新
鮮なグリンピースは風味がよく甘みも格別です。春
から初夏の旬の時期にはできるだけ生のものを取り
入れて、それ以外の時期には冷凍や缶詰も活用しま
しょう。乾燥しやすいため、さやつきを購入したらそ
の日のうちに茹でるのがおすすめです。

効 果

便のかさを増やし腸のぜんどう運動を促す不溶性
食物繊維が多く含まれています。タンパク質やDNA
の合成に関わる葉酸、目の健康に欠かせないβ-カ
ロテン、糖質の代謝に関わり疲労回復に役立つビ
タミンB_1も豊富に含まれています。

クセになる甘みと歯応え

鉄含有量
1.7 mg
生

お す す め の 取 り 入 れ 方

☐ **豆ご飯にする** 朝
塩を加えて炊いたご飯に、茹でたグリンピースを加えて
混ぜます。

☐ **茹でてスープに入れる** 朝
ボーンブロススープとの相性抜群！ ブレンダーでポ
タージュにしてもおいしいです。

☐ **茹でてサラダにトッピング** 昼

☐ **茹でてカレーにトッピング** 昼

☐ **かき揚げの材料に加える** 夕
米粉に卵、水、かつお節粉、塩少々を加えて衣を作り、
グリンピースとコーンを加えてからりと揚げます。

☐ **茹でてキッシュに入れる** 夕

☐ **茹でてハンバーグに入れる** 夕
刻んでたねに入れましょう。

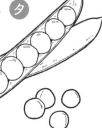

スナップエンドウ

特 徴

グリンピースをさやごと食べられるように品種改良したものです。スナック（おやつや軽食）のように食べられることから、別名スナックエンドウとも呼ばれています。旬の春には補食としても取り入れたいですね。

効 果

体内でビタミンAに変換されるβ-カロテンが含まれています。ビタミンAは粘膜のバリア機能に欠かせない栄養素で、不足すると感染症にかかるリスクが高くなってしまいます。ビタミンCも豊富なため、美肌効果や風邪予防にも効果が期待できます。鉄の含有量はグリンピースには及びませんが、さまざまな栄養素をバランスよく含んでいます。

弾けるみずみずしさがたまらない！

鉄合有量
0.6 mg
生

おすすめの取り入れ方

□ **味噌汁に入れる** 朝
   茹でて3等分し、お椀に入れ味噌汁を注ぎます。

□ **サラダにトッピング** 昼

□ **和え物にする** 夕
   茹でて半分に切り、ツナ、マヨネーズと和えて、最後に
   ごまを散らします。

□ **炒め物にする** 夕
   軽く茹で、卵やシーフードミックスと炒め、オイスター
   ソースで味つけします。

□ **茹でてそのまま食べる** 補

調理のポイント

ビタミンCを保ち、シャキッ！　プチッ！　とした歯応えや
香りを楽しめるよう、茹ですぎないように注意しましょう。
たっぷりの湯を沸かし、塩少々を加えて、筋を取り除いた
スナップエンドウを1分程度茹でます。炒め物などの加熱
調理に使う際には30秒程度でOK。水にさらさず自然に
冷ましましょう。冷凍保存も可能ですよ。凍ったままスープ
に入れられ、自然解凍して和え物や炒め物にも使えます。

春菊

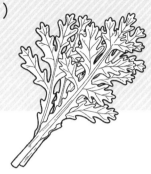

特徴

キク科の植物。東アジアで若い葉や茎が食用にされています。旬の10〜3月は特に柔らかく、おいしく食べられます。

効果

独特の香りに含まれるα-ピネンにはリラックス効果が期待できます。骨を健康に保つカルシウムや血圧降下作用のあるカリウムも豊富。免疫力を高めるビタミンCや骨粗しょう症予防に必要なビタミンKも多く含まれています。薬膳では肺の粘膜を潤し痰を消すといわれています。

おすすめの取り入れ方

☐ 味噌汁に入れる 朝
葉の柔らかい部分だけを具材として加えます。

独特の香りでリフレッシュ

鉄含有量
1.7 mg
ーーー
生

☐ **サンマ缶と和える** 昼

サッと茹でた春菊を食べやすい長さに切り、汁を切って
ほぐしたサンマ缶とスライスした玉ねぎ、ごまを和えま
しょう。

☐ **すきやきに入れる** 夕

独特の香りが肉の臭みを消すのでおすすめ。ビタミン
Cが流出しないよう、色が変わったらすぐに鍋から取り
出します。

☐ **サラダにする** 夕

葉の部分を食べやすい大きさに切り、塩少々、お好み
の油(ごま油やオリーブオイル)、おろしニンニクをよく
混ぜて和えます。

☐ **おひたしにする** 夕

かつお節をトッピングしましょう。

YUKA'S MEMO

春菊は野菜の中でβ-カロテンの含有量がトップクラ
ス! β-カロテンは体内でビタミンAに変換され目の
不調に有効です。夜になると見えにくくなる夜盲症やド
ライアイなどでお悩みの方にはぜひ食べていただきたい
野菜です。

ブロッコリー

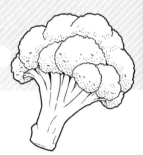

特 徴

大人から子どもまで食べやすい人気野菜ですね。黄色く変色したものは味が落ちているので避けましょう。茎も栄養豊富ですが、消化の負担になる部分のため胃腸の弱い方、お腹の張りやすい方は控えめに。

効 果

美肌に必須のビタミンＣが豊富です。発がん性物質の解毒作用が期待できるスルフォラファンも含まれています。血圧降下作用のあるカリウムも多いです。

調理のポイント

ビタミンＣを流失させないためには、茹でるよりも蒸す方がおすすめ。カットして蒸したブロッコリーを冷凍保存しておくと、すぐに使えて便利ですよ。

アレンジ無限大で老若男女に大人気

鉄含有量
1.3 mg
生

お す す め の 取 り 入 れ 方

- ☐ **オムレツなどに添える** 朝

- ☐ **トマトスープに加える** 昼

- ☐ **サラダにする** 昼
  食べやすい大きさにカットし蒸したブロッコリーを、マヨネーズ、ツナ、パプリカ、ピクルスのみじん切りを混ぜたソースでよく和えます。マヨネーズの代わりにオリーブオイル少々とレモン汁を使っても〇Kです。

- ☐ **アヒージョに入れる** 夕

- ☐ **フリッターにする** 夕
  食べやすいサイズにカットした生のブロッコリーに、米粉、卵、かつお節粉、塩、こしょう少々、水で作った生地をたっぷりとつけて油で揚げます。

- ☐ **オーブンで焼く** 夕
  シーフードミックスとともに耐熱容器に入れてオリーブオイルとおろしニンニク、塩、こしょうをかけオーブンで焼きます。

小松菜

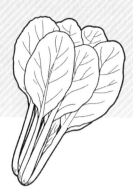

特徴

旬は冬。正月の雑煮で使う地域があり、日本人に
とってなじみ深い野菜のひとつですね。アクが少な
くそのまま使える手軽さや、クセのない味から人気
があります。豊富なビタミンCを残すために加熱は
できるだけ短くしましょう。

効果

コラーゲンの生成に働くビタミンCが豊富です。カ
ルシウムの含有量は牛乳にも劣らず、カルシウムを
骨に沈着させ骨の形成を促すビタミンKも含んでい
ます。薬膳では余分な熱をとり、イライラを解消す
るといわれています。

青菜の中では鉄分がトップクラス！

鉄含有量
2.8 mg
____
生

おすすめの取り入れ方

☐ **味噌汁に入れる** 朝

☐ **野菜炒めに入れる** 昼

☐ **刻んでチヂミの生地に入れる** 夕

☐ **ナムルにする** 夕
  茹でてごま油、醤油少々と和え、ごまをトッピングします。

☐ **炒める** 夕
  刻んでサッと炒め、じゃこ、ごま、醤油少々と合わせて
  ご飯にトッピングします。

もっと知りたい

おひたし

①小松菜の根元に十文字の切り目を入れて、1分程度茹でます。

②お湯から取り出し、水にさらさず、常温で冷まします。

③水気を絞ってカットし、醤油を少々回しかけます。

④食べる直前にごまや桜エビ、かつお節などお好みのトッピングをして完成です。

ほうれん草

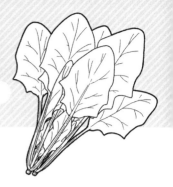

特徴

アニメ『ポパイ』でポパイが食べて大活躍をしていたように、鉄やビタミンB群を豊富に含む、栄養価の高い野菜です。旬は冬でビタミンCの含有量が増えるといわれているので、風邪が流行る時期にぜひ食べたいですね。

効果

薬膳では血を補うといわれ、立ちくらみなどのある女性にすすめられています。骨の形成に重要な働きをし、心を落ち着かせるマグネシウムも多く含みます。血圧を降下させる働きのカリウム、粘膜の保護に役立つβ-カロテンも豊富です。

冬に食べればさらに栄養価アップ！

鉄含有量
2.0 mg
通年平均／生

おすすめの取り入れ方

- ☐ **茹でて味噌汁に入れる** 朝

- ☐ **ほうれん草のオムレツにする** 朝
  バターで炒めて、卵で包みます。

- ☐ **ベーコンと炒める** 昼
  炒めたら刻んだくるみをトッピング。

- ☐ **ナムルにする** 夕
  茹でたほうれん草におろしニンニク、白ごま、ごま油、
  醤油少々、塩少々を加えてよく和えましょう。

調理のポイント

ほうれん草に多く含まれるシュウ酸は、鉄やカルシウム
の吸収を阻害し、結石の原因ともなるため、下茹でが必
要です。たっぷりのお湯で塩茹でし、水にさらしてからよ
く絞って使いましょう。下茹でし小分けしたら冷凍保存し
ておくと、すぐに使えて便利ですよ。ごまや桜エビ、ちり
めんじゃこ、かつお節、海藻などカルシウムを多く含む
食品を適量とることでシュウ酸の吸収を抑制できます。ほ
うれん草と和えて食べましょう。

チンゲンサイ

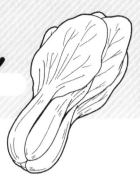

特徴

白菜や小松菜などと同じアブラナ科の野菜です。中国野菜のひとつで、通年栽培されていますが、春と秋が旬。クセのない味で煮崩れしにくく使いやすいので、どんなお料理にも合います。

効果

カルシウムを多く含むので精神安定に有効です。スルフォラファンや、β-カロテン、ビタミンCが豊富なので、抗酸化作用により老化防止効果が期待できます。造血に関わるビタミンB12も含んでいます。

おすすめの取り入れ方

☐ **浅漬けにする** 朝

カットして少量の塩をまぶして浅漬けにします。あおさや青のりをトッピングしていただきます。

調理しやすい中国野菜は和食にも合う

鉄含有量
1.1 mg
生

□ **油で炒める** 昼
　油揚げや肉と炒めてオイスターソースで味つけします。

□ **クリーム煮にする** 夕
　肉や魚介とサッと炒めて塩、こしょうで味つけし、鶏が
　らスープと豆乳を注ぎ、水溶き片栗粉を少量加えてとろ
　みをつけましょう。

□ **煮びたしにする** 夕
　豚肉や一口サイズに切った高野豆腐とよく合います。

保管のポイント

購入したらポリ袋に入れて、真っ直ぐに立て、野菜室で
保管しましょう。カットして冷凍しておけば、そのままスー
プや炒め物などに使えて便利です。

炒め物にする際は葉の部分は大きめのざく切り、茎の部分
は縦に6等分に切って使います。高温、短時間で仕上げる
と、ビタミンCの損失も防ぐことができ、葉の色はきれい
に、茎の部分はみずみずしくシャキシャキに仕上がります。
チンゲンサイに多く含まれるβ-カロテンは油と一緒にと
ることで吸収率を上げることができるので、炒め物や油っ
ぽい料理のつけ合わせにおすすめです。

菜の花

特徴

別名は菜花。春の野菜の代表格です。ほろ苦さと鮮やかな色合いで人気が高いです。茹ですぎると多くの水溶性ビタミンが流失するため、サッと塩茹でする程度にしましょう。

効果

鉄の吸収を促進するビタミンCや心を落ち着かせる働きのあるカルシウム、抗酸化作用のあるβ-カロテンやビタミンE、腸内環境を整える食物繊維も豊富です。エネルギー代謝やアルコールの代謝に関わるナイアシンや、細胞の産生や再生を助ける葉酸も含みます。

春の訪れを感じながら鉄分補給

鉄含有量
2.9 mg
花蕾・茎／生

お す す め の 取 り 入 れ 方

☐ **茹でてお吸い物に入れる** 朝

☐ **茹でて炊き込みご飯に飾る** 昼

☐ **おひたしにする** 夕
　茹でて水分を絞り、醤油少々とかつお節、白ごまをたっぷりと加えて和えます。

☐ **炒め物にする** 夕
　ベーコン、こしょうと炒めても、魚介とニンニクスライスと炒めてもおいしいです。

☐ **からし和えにする** 夕
　だし醤油と練りからしを混ぜておき、茹でて食べやすい大きさに切った菜の花を和えます。かつお節をトッピングして完成です。

モロヘイヤ

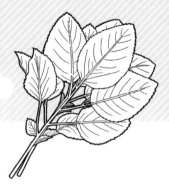

特徴

ネバネバの食感が特徴で、6〜9月が旬の夏野菜。絶世の美女として知られるクレオパトラも好んで食べていたと言い伝えられているそうです。市販されているものに関しては心配ありませんが、種やさやには毒があるため、家庭菜園で育ったものは取り除いて調理しましょう。

効果

緑黄色野菜の中ではビタミンCの含有量がトップクラス。脂質の代謝を助け、皮膚や粘膜などの細胞の再生に関わるビタミンB2、骨や歯の形成に必要なカルシウム、感染症の予防に働くビタミンAに変換されるβ-カロテンも豊富です。

ネバネバ食感が楽しい夏の風物詩！

鉄含有量
1.0 mg
ーーー
生

おすすめの取り入れ方

☐ **茹でて刻み、味噌汁に入れる** 朝

☐ **おひたしにする** 夕

太い茎は取り除き、塩茹でして醤油やだしと和えます。

☐ **炒める** 夕

柔らかめの茎は細切りにした油揚げと炒めます。葉の部分を最後に加えてさらに炒め、醤油を回しかけます。干した桜エビをたっぷりとトッピングしましょう。

☐ **サラダにする** 夕

茹でて刻み、ツナと和えてドレッシングをかけます。彩りに赤ピーマンや角切りにしたトマトをトッピング。

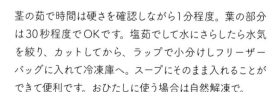

調理のポイント

茎の茹で時間は硬さを確認しながら1分程度。葉の部分は30秒程度でOKです。塩茹でして水にさらしたら水気を絞り、カットしてから、ラップで小分けしフリーザーバッグに入れて冷凍庫へ。スープにそのまま入れることができて便利です。おひたしに使う場合は自然解凍で。

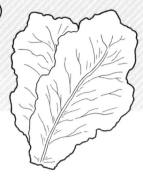

サンチュ

特徴

レタスの仲間。韓国料理に使われる野菜として有名ですが、実は日本でも古くから食べられてきたそうです。柔らかくクセのない葉で、生はもちろんのこと、スープに入れたり、煮たり焼いたりとどんな料理にも使いやすいです。葉に張りがあり色の鮮やかなものを選びましょう。調理する場合は切り口から栄養素が流失しないよう、洗ってから切ってくださいね。

効果

活性酸素を除去し老化防止につながるβ-カロテンが多く含まれています。また利尿作用のあるカリウム、造血に必要な葉酸、骨粗しょう症予防に必要なビタミンKも含んでいます。

焼肉以外にも幅広く使いこなそう

鉄含有量
0.5 mg
生

お す す め の 取 り 入 れ 方

☐ **味噌汁に入れる** 朝

食べやすい大きさに切って火を止めてから鍋に入れます。くたくたにならないよう、すぐに盛りつけましょう。

☐ **豚丼にトッピング** 昼

細切りにしてご飯にたっぷりと敷き、炒めた豚肉をのせます。

☐ **焼肉を巻く** 夕

コチュジャン、おろしニンニク、味噌、みりん、ごま油を合わせたタレと軽く焼いた牛肉を巻いて食べます。

☐ **サラダにする** 夕

ざく切りにし、ごま油とりんご酢、はちみつで作ったドレッシングで和え、たっぷりのシラス干しとのりをかけます。

YUKA'S MEMO

サンチュはレタス類の中ではサラダ菜、サニーレタスに比べて鉄の含有量は劣るものの、β-カロテンとビタミンKが豊富です。それぞれに特徴があるので、料理に合わせていろいろなレタスを使ってみましょう。

サニーレタス

加熱調理にも
大活躍

鉄含有量
1.8 mg
生

特徴

旬は11〜3月中旬。ちぢれた葉先が赤い色をしています。苦味が少なく使いやすいです。

効果

活性酸素を除去し老化防止につながるβ-カロテンが豊富。また利尿作用のあるカリウム、骨粗しょう症予防に必要なビタミンKも含みます。

おすすめの取り入れ方

□ 炒飯に入れる 昼

□ スープに入れる 昼

□ サラダ巻きにする 夕

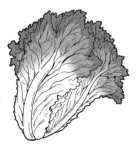

のりの上にサニーレタスをたっぷりと敷いて、茹でエビ、きゅうり、卵焼き、わさびマヨネーズを巻きます。お好みでご飯を加えてもOKです。

水菜

ポパイもビックリの
豊富な鉄分量

鉄含有量
2.1 mg
―――
生

特徴

京都の伝統野菜。一年中食べられますが、旬は冬
で栄養価が高くなります。

効果

葉物野菜の中で特に鉄の含有量が多いです。抗酸
化作用がありアンチエイジング効果が期待できる
β-カロテンとビタミンCが豊富です。カルシウムも
多く含まれています。

おすすめの取り入れ方

☐ **浅漬けにする** 朝
軽く塩もみし浅漬けにします。あおさと桜エビをトッピ
ングして。

☐ **煮びたしにする** 夕
食べやすく切り、細切りにした油揚げと一緒にだし醤油
でサッと煮ます。

サラダ菜

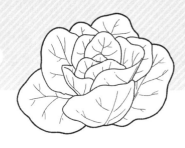

特徴

レタスの一種で、厚みのある柔らかい葉が特徴です。脂溶性ビタミンの吸収を高めるために、油とともに食べるのがおすすめです。購入の際には葉の色が濃いものを選びましょう。プランターで作りやすいので、家庭菜園にも向いているそうですよ。

効果

レタスの中では鉄の含有量がダントツで、ほうれん草よりも優秀です。β-カロテンは結球レタスの10倍近くの含有量。抗酸化作用のあるビタミンE、動脈硬化を予防する効果のあるビタミンKも含まれています。

おすすめの取り入れ方

☐ **サラダにする** 朝

ちぎって、炒めたベーコンとコーン、カットしたミニトマトを加え、ドレッシングで和えます。

しなやかな葉には鉄分たっぷり！

鉄含有量
2.4 mg
ーーーー
生

□ **炒飯に加える** 昼

刻んで最後に加え、全体になじんだらすぐに盛りつけましょう。

□ **スープに入れる** 昼

加熱しすぎないよう最後に加えます。

□ **豚バラのソテーを巻く** 夕

□ **肉味噌を巻く** 夕

肉味噌はニンニク、ショウガとひき肉を炒めて、豆味噌とみりん、水を加え煮詰めます。

＼ もっと知りたい ／

レシピ

ヘルシーしゅうまい

葉がしなやかなので、具材を包みやすいです。しゅうまいのたねを包み、蒸すとヘルシーな一品の完成！　しゅうまいのたねは、ひき肉にニンニク、ショウガ、塩、醤油、こしょう、片栗粉を加えてよく練り、小判形に。からしと酢醤油でいただきましょう。

切り干し大根

特徴

大根を切って乾燥させたもので、輪切り、せん切りなど切り方はさまざま。干すことで大根の甘みが増し、栄養も凝縮されています。

効果

神経の働きを正常に保つビタミンB$_1$、粘膜保護作用のあるビタミンB$_2$、むくみ予防が期待できるカリウム、健康な骨や歯に欠かせないカルシウム、筋肉の収縮に関わるマグネシウム、腸のぜんどう運動を活発にする不溶性食物繊維が豊富です。

おすすめの取り入れ方

□ **だしとして使う** 朝

水に干し椎茸と切り干し大根を一晩浸けておくとおいしいだしになります。味噌汁、めんつゆのベースや煮物、スープなどに使えます。

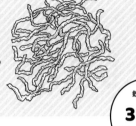

シャキシャキがクセになる
伝統食品

鉄含有量
3.1 mg
乾

- ☐ **サラダにする** 昼
  戻した切り干し大根を絞って食べやすい大きさにカットし、ツナ、白ごまと和えます。マヨネーズまたはポン酢で味つけし、青のりを飾りましょう。

- ☐ **かき揚げに加える** 夕
  戻した切り干し大根を絞り、食べやすい大きさにカットし、コーンやかつお節、せん切りにした人参などと合わせて衣にくぐらせてかき揚げにします。

- ☐ **酢の物にする** 夕
  戻して食べやすいサイズにカットし、きゅうりとわかめの酢の物に加えてよく和えます。最後にごまをトッピングしましょう。

調理のポイント

開封後は風味が落ちないよう、保存袋に入れ冷蔵庫で保管しましょう。戻し汁にも栄養が含まれているため、スープや味噌汁として使い切るのがベストです。

よもぎ

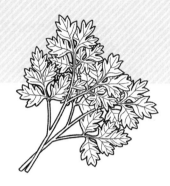

特徴

古くから婦人科系の諸症状の万能薬といわれてきました。春の若葉は香りが強く、お餅に混ぜ込んだり、天ぷらにしたりしてもおいしいです。食用以外ではよもぎ蒸しやお灸のもぐさとしても使われています。

効果

薬膳では胃腸の働きを回復し、気の巡りをよくして春のうつうつとした気持ちを吹き飛ばすといわれています。抗酸化作用のあるβ-カロテン、むくみ予防のカリウム、腸内環境を整える食物繊維も含んでいます。

香りに癒やされる身近な薬草

鉄含有量
4.3 mg
生

おすすめの取り入れ方

☐ **団子にする** 補

粉末のよもぎを白玉粉に混ぜて茹で、よもぎ団子を作ります。きな粉と黒糖をまぶしたり、こし餡をつけたりしていただきます。

☐ **豆乳に入れる** 補

粉末のよもぎを豆乳で溶き、黒糖を加えてドリンクにします。

☐ **クレープ生地に入れる** 補

米粉60g、卵1個、豆乳140cc、塩少々、よもぎの粉末小さじ1/2を混ぜて薄く焼きます。相性のいいはちみつやこし餡をトッピングしましょう。

☐ **こし餡入りよもぎ餅** 補

市販のものを活用するのがおすすめです。白砂糖をとりすぎないよう、適量を心がけて。

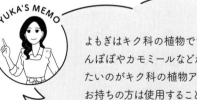

YUKA'S MEMO

よもぎはキク科の植物です。キク科の植物は他に、たんぽぽやカモミールなどがあります。注意していただきたいのがキク科の植物アレルギーです。アレルギーをお持ちの方は使用することができません。また、妊娠中や持病のある方は主治医にご相談くださいね。

黒キクラゲ

特徴

きのこの一種で、食感がクラゲに似ています。
冷蔵庫で一晩、ゆっくりと水で戻し、加熱して使います。茹でて刻んだものを冷凍保存しておくと、すぐに使えて便利ですよ。日常でもっと取り入れていただきたい食品です。

効果

きのこ類の中ではカルシウムの含有量はトップクラス。薬膳では血を補うといわれ、貧血症状のある人の食事に使うことも。カルシウムの吸収を促すビタミンD、高血圧予防に働くカリウムや不溶性食物繊維が豊富。糖の吸収を抑えるβ-グルカンも含まれています。

プリプリ、コリコリした食感が楽しい

鉄含有量
35 mg
乾

おすすめの取り入れ方

☐ **水で戻してスープに加える** 朝

☐ **茹でて細く刻み、サラダに散らす** 朝

☐ **野菜炒めに加える** 昼

水で戻した黒キクラゲを野菜炒めに加えます。ピーマンやブロッコリーなどビタミンCの豊富な野菜と一緒に摂取すると、鉄の吸収率を高められます。豚肉との相性もいいです。

☐ **炒飯に入れる** 昼

刻んだ黒キクラゲとご飯、シーフードミックス、ショウガ、ネギを炒め、塩、こしょうで味つけ。仕上げにごま油を垂らします。

☐ **和え物にする** 夕

茹でた黒キクラゲを細く刻み、ごま油、酢、醤油、白ごまで和えます。油と一緒にとることでビタミンDの吸収率アップ！

生活習慣を見直そう

　食事を改善するとともに、**今のライフスタイルを振り返ってみましょう。**

　まずは、**早寝**が大切です。薬膳では血は夜につくられるといわれていますから、睡眠時間を確保することで貧血改善にもつながります。

　次に、**朝ごはんを欠かさず食べましょう**。朝食をとるだけで、1日の鉄分摂取推奨量をクリアしやすくなります。

　そして、**適度な運動をしながら自然と触れ合う**ことも大切です。特に、朝日を浴びながらリズミカルに歩くと、セロトニンの分泌が促されます。緑を見てリラックスできるだけでなく、体を動かすことで自律神経も整いますよ。

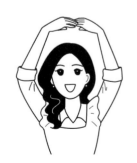

その

2

豆製品 の

ちょい足し

高野豆腐

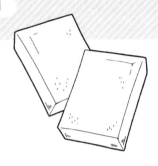

特徴

豆腐を脱水、凍結後に乾燥させたもの。常備できて便利な食品です。サイズはさまざまなので、用途によって使い分けましょう。味噌汁にそのまま入れるだけの小さなものもあるので活用したいですね。大きいサイズやサイコロ状のものはだしで炊き、冷凍しておくとすぐに使えます。

効果

タンパク質、精神を安定させるカルシウムが豊富です。血圧の調整に役立つマグネシウムや腸内環境の改善につながる食物繊維を含みます。抗酸化作用のある大豆サポニンは、動脈硬化予防に効果が期待できます。

調理法で七変化！　気軽に取り入れよう

鉄含有量
7.5 mg
乾

おすすめの取り入れ方

☐ **小さくカットし、和風スープに入れる** 朝

☐ **卵とじにする** 昼

だしで炊いた高野豆腐を食べやすい大きさに切り、卵とじにします。ご飯にのせて丼にして、三つ葉を飾りましょう。

☐ **お好み焼きに加える** 夕

おろし器で削り、お好み焼きやチヂミの生地に混ぜて焼きます。

☐ **フライにする** 夕

だしで炊いた高野豆腐を衣（米粉＋卵＋水）にくぐらせてパン粉をしっかりとつけ、フライにします。トンカツソースやタルタルソースを添えて。

☐ **唐揚げにする** 夕

だしで炊いた高野豆腐を軽く押さえ、おろしショウガとおろしニンニク、醤油、水を合わせたもので味をつけ、片栗粉を丁寧にまぶして唐揚げにします。

乾燥ゆば

特徴

豆乳を加熱し表面にできた膜をすくい上げ乾燥させたものです。京都や日光が名産地。栄養価が高いだけでなく、口当たりもよく食べやすいので、消化力が落ちている方にも重宝します。

効果

タンパク質、むくみ予防が期待できるカリウム、赤血球の生成に関わる亜鉛、アルコールの代謝に必要なビタミンB_1も豊富です。善玉菌の餌となる大豆オリゴ糖も含まれるので、手軽な腸活食材としても取り入れたいですね。

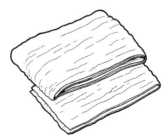

下準備なしで使えて便利

鉄含有量
8.3 mg
乾

おすすめの取り入れ方

- ☐ 味噌汁に入れる 朝
- ☐ スープに入れる 昼
- ☐ 野菜炒めに加える 昼
- ☐ 鍋物に入れる 夕
- ☐ 細かくして青菜の和え物に加える 夕

調理のポイント

乾燥ゆばは常温で保存ができ、料理に加えるだけで手軽に取り入れられます。割れたタイプは割安で購入できるので、活用したいですね。酢の物や和え物に使う際には割れた乾燥ゆばをさらに小さくして和えておくと、野菜や調味料の水分で自然とちょうどいい硬さに戻ります。細かく砕いて揚げ物の衣としても使えますよ。

がんもどき

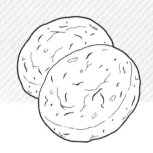

特徴

木綿豆腐の水分を絞り、具材を加えて成形し揚げたもの。人参やひじき、黒キクラゲなどお店やメーカーによりさまざまな具が使われており、さらに栄養アップできますよ。油抜きをすることで味が染み込みやすくなります。ビタミンCとセットでとることで鉄の吸収率が上がります。

効果

油揚げ類の中では鉄の含有量がナンバーワン。大豆サポニンにより動脈硬化の予防が期待できます。骨粗しょう症予防につながるカルシウムや精神を安定させ、筋肉の収縮に関わるマグネシウムも豊富です。

手軽に鉄分補給ができるイチオシ食品

鉄含有量
3.6 mg

お す す め の 取 り 入 れ 方

☐ **味噌汁に入れる** 朝
食べやすい大きさに切って使います。

☐ **焼く** 昼
トースターで焼き、ポン酢とかつお節をたっぷりかけます。または味噌ダレをかけて。そのまま食べてもOKです。

☐ **おでんに入れる** 夕

☐ **お好み焼き風にする** 補
トースターで焼き、マヨネーズとお好み焼きソースを薄く塗り、たっぷりの青のりと刻んだ小ネギをトッピングします。

もっと知りたい

レシピ

がんもどきの餡かけ

めんつゆを火にかけ、お好みで青菜を加え、水溶き片栗粉でとろみをつけて餡を作ります。油抜きをし、トースターでカリッと焼いたがんもどきにたっぷりと餡をかけます。おろしショウガとかつお節、柚子の皮をトッピングして完成です。がんもどきは硬くならないよう、焼きすぎないことがポイント。食欲のない時におすすめです。

納豆

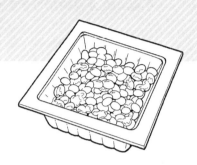

特 徴

蒸した大豆に納豆菌を加えて発酵させたもの。材料の大豆には青大豆や黒豆、黄大豆が使われています。名産地は山形県や福島県、茨城県など。極小粒から大粒までさまざまな大きさがあります。

効 果

水溶性食物繊維と不溶性食物繊維がバランスよく豊富に含まれています。水溶性食物繊維は糖の吸収を穏やかにする働きがあり、不溶性食物繊維は便のかさを増やし、腸を刺激してぜんどう運動を促してくれます。骨質の改善に関わるビタミンKも豊富です。納豆のネバネバ部分に含まれるナットウキナーゼは高血圧の予防効果が期待できます。

発酵食品の代表格。アレンジを楽しんで

鉄含有量
3.3 mg
糸引き納豆

おすすめの取り入れ方

☐ **味噌汁に入れる** 朝
　　赤味噌の味噌汁に納豆とたっぷりの小ネギを加えます。
　　時間のない朝にも食べやすいです。

☐ **ご飯にのせる** 朝
　　卵黄、小ネギと混ぜて納豆ご飯に。

☐ **麺にトッピング** 昼
　　青じそやかつお節、卵黄などと冷たい麺にのせます。

☐ **天ぷらにする** 夕

☐ **オクラに加える** 夕
　　茹でて刻んだオクラに混ぜて醤油をかけます。

☐ **お好み焼きに加える** 夕

☐ **チヂミに加える** 夕
　　卵と納豆、シーフードミックスでチヂミに。

きな粉

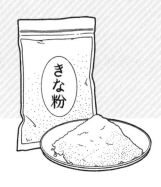

特徴

煎った大豆をひいたもの。主に黄大豆で作られていますが、青大豆で作られたうぐいすきな粉、黒大豆で作られた黒豆きな粉もあります。

効果

体の構成成分であるタンパク質や、便通を促す不溶性食物繊維が豊富。その他、血液の凝固を促して出血を予防するカルシウムやタンパク質の代謝に関わるビタミン B_6 も含んでいます。

おすすめの取り入れ方

☐ **味噌汁に入れる** 朝
小さじ1杯のきな粉を加えます。

☐ **きな粉フレンチトーストにする** 朝
豆乳、卵、てんさい糖、きな粉を混ぜた液にパンを浸して、フライパンで両面を焼きます。

料理にお菓子に、もっと活用しよう

鉄含有量
8.0 mg
黄大豆／全粒

☐ **きな粉ドレッシングにする** 夕

お好みのドレッシングに小さじ1杯のきな粉を加えて混ぜます。蒸し野菜に合います。

☐ **ほうれん草のおひたしに加える** 夕

☐ **きな粉棒にする** 補

同量のはちみつときな粉を混ぜてまとめ、お好みのサイズに切り、さらにきな粉をまぶします。懐かしいおやつです。

☐ **きな粉餅にする** 補

焼いた餅をお湯にくぐらせ、きな粉と黒糖をまぶします。

☐ **豆乳ヨーグルトにかける** 補

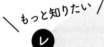
もっと知りたい
レシピ

きな粉唐揚げ

だし醤油、おろしニンニク、おろしショウガに鶏肉を1時間以上漬け込みます（時間がなければ30分でもOK）。きな粉と片栗粉をまんべんなくまぶして、からりと揚げましょう。とても香ばしく、栄養もアップしますよ。揚げずに少量の油をかけてオーブンで焼いてもおいしいです。

豆乳

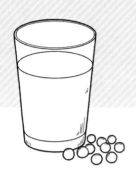

特徴

浸水した大豆をペースト状にし、搾ったもの。調製豆乳は糖分などを加えて飲みやすくしているので、糖質をとりすぎてしまうことも。購入の際には原材料をチェックしましょう。素材の味を生かしたいお料理や飲み物には無調製豆乳をおすすめします。

効果

善玉菌の餌となる大豆オリゴ糖は、善玉菌を増やし腸内環境を整えます。タンパク質が豊富で神経の働きを調整するマグネシウム、血行を促進するビタミンE、血圧を安定させるカリウム、脳の機能維持に働くビタミンB群も含んでいます。薬膳では体力を補い血の生成を促進するといわれています。

ヘルシーでおいしく、使いやすい

鉄含有量
1.2 mg
無調整豆乳

お す す め の 取 り 入 れ 方

□ **グラノーラにかける** 朝

□ **豆乳スープにする** 昼
野菜とベーコンを炒めて、豆乳を加えて温めます。

□ **豆乳鍋にする** 夕
濃いめのだし（和風だしやコンソメなど）、塩、お好み
の具材を鍋に入れて煮込みます。火が通ったら弱火に
し、豆乳を加えて温めます。シメにはご飯を入れてリゾッ
トにしたり、米粉パスタを加えてスープパスタにしたりし
てもおいしいです。

□ **ノンカフェインソイティーにする** 補
ノンカフェイン紅茶に豆乳を少々加えます。お好みでシ
ナモンと黒糖をトッピングしましょう。

□ **クレープの生地に加える** 補
米粉、卵、豆乳、お好みの甘味料を混ぜて薄く焼きま
す。休日に1枚ずつラップし、フリーザーバッグに入れ
て冷凍保存しておきましょう。冷蔵庫で解凍したらその
まま食べられます。

黒豆

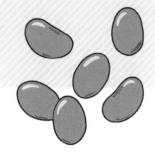

特徴

ふっくらとした口当たりのよさが特徴的。丹波の黒豆は、大粒でツヤがあり有名ですね。栄養価が高く使いやすいので、お正月のみならず、お料理やデザート、黒豆茶などで年間を通して取り入れたい食品です。多めに炊き、冷凍しておくといつでも使えて便利です。レトルトパックや缶詰も活用しましょう。

効果

黒い皮にはポリフェノールの一種であるアントシアニンという色素が含まれています。アントシアニンには抗酸化作用があります。薬膳では滋養強壮や老化防止に使われており、血を補い血流を改善するともいわれています。疲れやすい方におすすめです。

お正月以外でも
定期的に食べてパワーアップ

鉄含有量
6.8 mg
全粒／乾

お す す め の 取 り 入 れ 方

☐ **黒豆ご飯にする** (朝)
　茹でた黒豆とお米を一緒に炊きます。

☐ **茹でてスープに入れる** (昼)

☐ **茹でてサラダに散らす** (昼)

☐ **茹でてポテトサラダに加える** (夕)

☐ **茹でてマリネにする** (夕)
　みじん切りにして水にさらした玉ねぎ、きゅうりや赤ピーマンとともに、オリーブオイルとりんご酢、パセリ、塩、こしょうとよく和えます。

☐ **黒糖で炊く** (補)

☐ **煎り豆にする** (補)
　乾燥黒豆をフライパンでこんがりと乾煎りします。

ひよこ豆

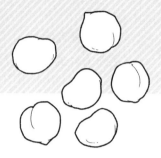

特徴

ひよこの口ばしに似た突起が名前の由来だといわれています。インドで多く生産されており、国内ではカナダやアメリカ、メキシコなどから輸入されたものが流通しています。ほくほくとした食感で、さまざまな料理に使いやすいですよ。

効果

便のかさを増やし、腸壁を刺激する不溶性食物繊維が豊富です。細胞の産生を助ける葉酸も多く含まれています。また、体内の水分の流れを調節するカリウムが含まれているため、むくみの予防効果が期待できます。神経伝達物質の生成に関わるビタミンB_6も含みます。

おすすめの取り入れ方

☐ 茹でてサラダにトッピング 朝

ほくほく食感が嬉しい、海外でも愛されるお豆

鉄含有量
2.6 mg
乾

- ☐ **ご飯に加える** 朝

  缶詰を使えばあっという間に豆ご飯に。炊き立てのご飯に少量の塩と一緒に加えます。お好みのハーブやスパイス（ドライパセリ、ドライバジル、カレー粉など）を加えても。

- ☐ **スープに入れる** 昼

  茹でたものを加えます。煮すぎないよう調理の最後に加えるか、器に盛ったスープにトッピングします。コンソメスープでもおいしいですが、特にトマトスープとの相性が抜群です。

- ☐ **カレーに入れる** 夕

  茹でたものを使います。ルーと同じタイミングで入れて煮込むと、味がなじんでおいしいですよ。

- ☐ **天ぷらや唐揚げにする** 夕

  茹でたものを使います。衣にカレー粉を入れると相性抜群。

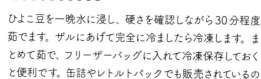

調理のポイント

ひよこ豆を一晩水に浸し、硬さを確認しながら30分程度茹でます。ザルにあげて完全に冷ましたら冷凍します。まとめて茹で、フリーザーバッグに入れて冷凍保存しておくと便利です。缶詰やレトルトパックでも販売されているので、ストックしておくのもいいですね。

こし餡

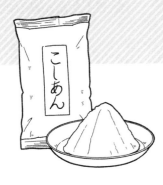

特徴

煮た小豆を裏ごしして砂糖を加えて練ったもの。小豆の実の部分には鉄が多く含まれているため、皮を取り除く加工によって同重量での栄養が凝縮され、粒餡よりも鉄の含有量が多くなります。和菓子はこし餡のものを選びたいですね。白砂糖が使用されていることがあるため、食べすぎには注意してください。国内の主な小豆の産地は北海道で、9割以上を占めています。

効果

タンパク質の他、心の安定に欠かせないカルシウム、貧血予防に必要な亜鉛、食物繊維も豊富です。ナトリウムの排出を促すカリウムを含んでおり、薬膳では小豆はむくみを解消するといわれています。

甘いもので鉄がとれちゃう嬉しい食品

鉄含有量
2.8 mg

お す す め の 取 り 入 れ 方

☐ **餡バタートーストにする** 朝

トーストにバターを塗り、さらにこし餡を塗り広げて。
香ばしい米粉パンと相性抜群です。

☐ **焼き餅に添える** 朝

焼き餅はお湯にくぐらせると柔らかくなり、こし餡とよく
なじんで食べやすくなります。

☐ **ホットケーキにバターとともにトッピング** 補

☐ **お湯で溶いてお汁粉として飲む** 補

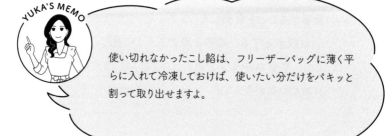

YUKA'S MEMO

使い切れなかったこし餡は、フリーザーバッグに薄く平
らに入れて冷凍しておけば、使いたい分だけをパキッと
割って取り出せますよ。

自律神経を整えるために

　副交感神経優位の時に胃腸の働きは促進され、唾液や胆汁など消化液も多く分泌されます。逆に、交感神経優位の過緊張状態では胃腸の働きは抑制され、唾液などの消化液の分泌も抑制されます。そのため、自律神経を整えることで、消化吸収もうまくいくのです。

　自律神経を整えるために、まずはエネルギー源となる三大栄養素をとることが重要です。なぜなら、エネルギー不足は交感神経を刺激し、体を過緊張に傾けるからです。また睡眠不足も体にとっては大きなストレスとなり、自律神経を乱します。普段から生活リズムを整え、早寝を心がけ、朝日を浴びること、決まった時間に食事することを意識しましょう。

　お散歩をする、動物を撫でる、よく噛む、よく笑うことも、幸せホルモンであるセロトニンを増やし、リラックスにつながります。

その

3

肉類・卵 の

ちょい足し

コンビーフ

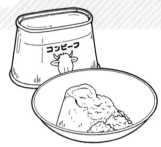

特徴

塩漬けの牛肉を蒸し煮し、細かくほぐしたもの。脂身の少ないヘルシーな部位で作られることが多いため、意外とさっぱりしていて食べやすいですよ。調理せずそのまま食べられるので、無添加のものを選び、非常食としても活用したいですね。

効果

タンパク質を手軽に補給できます。脳神経の健康に関わるナイアシン、DNAの合成に必要な亜鉛やビタミンB_{12}が豊富です。

時には贅沢に！　リッチ感を味わえる一品

鉄含有量
3.5 mg

おすすめの取り入れ方

☐ **温かいご飯にトッピング** 朝
卵黄とネギをのせます。

☐ **サラダにトッピング** 昼
小さめのサイコロ形にカットして。

☐ **ポテトサラダに入れる** 昼

☐ **サンドイッチに入れる** 昼

☐ **炊き込みご飯に入れる** 夕
多めのパセリ、ブラックペッパーも加えましょう。コーン
を足してもおいしいです。

☐ **おにぎりに混ぜる** 補

もっと知りたい /

レシピ

基本のポテトサラダ

茹でてマッシュしたじゃがいもに、みじん切りにした玉ねぎ
とピクルス、塩、こしょう、オリーブオイル、レモン汁少々
を加えてよく混ぜます。じゃがいもが熱々のうちに調味料を
加えるのがポイントです。混ぜ合わせるちょい足し具材によ
って、ハーブやスパイスを変えるとよりおいしくなります。コン
ビーフの場合はフレッシュパセリのみじん切りが合いますよ。

ビーフジャーキー

鉄含有量
6.4 mg

特徴

塩漬けの牛肉を板状にし、塩抜きして乾燥・燻煙したもの。噛めば噛むほど旨みが出ます。リン酸塩不使用のものを選ぶといいです。お料理にも活用しましょう。

効果

細胞分裂を促す亜鉛が豊富です。また、神経の正常な働きを維持するビタミンB12もとることができます。

おすすめの取り入れ方

☐ **野菜スープに入れて煮る** 昼
　鍋に水、細かくしたビーフジャーキーとローリエ、お好みの具材を加えて煮ます。塩、こしょうで味を調え、パセリをたっぷり加えます。

☐ **そのまま食べる** 補

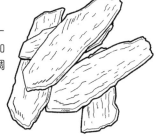

生ハム

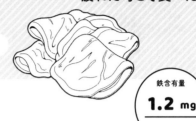

鉄含有量
1.2 mg
長期熟成

特徴

柔らかい食感と濃厚な旨みが特徴です。促成よりも長期熟成の方が鉄を多く含んでいます。無添加がおすすめです。

効果

アミノ酸の一種であるグルタミン酸が豊富です。脳の興奮を鎮める働きのあるGABAの生成に関わります。ビタミンB₁や亜鉛などのミネラルも含まれ、疲労回復や風邪予防が期待できます。

おすすめの取り入れ方

☐ **サラダにトッピング** 朝
生ハムに塩分が含まれているので、オリーブオイルとりんご酢をかけるだけでもおいしくいただけます。

☐ **パスタにトッピング** 昼

☐ **リゾットにトッピング** 夕

☐ **フルーツに添える** 補

うずら卵

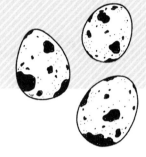

特徴

愛知県豊橋市が名産地。外敵から卵を守るために
まだら模様が入っているそうです。栄養価が高いの
で、日常でもっと取り入れたいですね。市販品の水
煮も活用しましょう。

効果

同重量の鶏卵よりも鉄や亜鉛、カルシウム、ビタミ
ンA、ビタミンB群を多く含んでいます。造血に関
わるビタミンB12が豊富なので、動物性タンパク質
がとりづらく不足しがちな方におすすめの食品で
す。抗酸化作用や、水銀など有害物質の毒性を軽
減させる作用のあるセレンも含んでいます。

小さくても栄養がぎっしり

鉄含有量
3.1 mg
生

おすすめの取り入れ方

- ☐ **醤油漬けにする** 朝
  だし醤油に水煮を一晩漬けます。忙しい朝にあると嬉しいです。

- ☐ **生のうずら卵を納豆に加える** 朝

- ☐ **水煮を野菜炒めに加える** 昼

- ☐ **燻製や味つけされたものをそのまま食べる** 補
  個包装の市販品を持ち歩くと、小腹が空いた時に便利です。

もっと知りたい
レシピ

うずら卵のピクルス

水煮の水分を切り、同量の酢と水、お好みの量のてんさい糖、塩、ローリエを一煮立ちさせた液に一晩漬け込むだけで完成します。さっぱりと食べやすいので、食欲のない朝におすすめです。ピクルス液にカレー粉を加えるとスパイシーな香りがつき、鮮やかな黄色で見た目にも楽しいですよ。

鶏卵

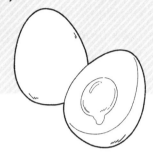

特徴

日本人の鶏卵消費量は世界で上位。大きさはSSサイズからLLサイズまであります。新鮮な卵には卵白がたっぷりとあり、卵黄が盛り上がっています。卵黄の色と栄養価は関係していません。

効果

ビタミン、ミネラルが豊富な完全栄養食品。細胞膜を活性化させる働きのあるレシチンを含んでいます。神経伝達物質の材料となるトリプトファンも含まれており心の安定につながります。卵黄には鉄の他、赤血球の生成に必要な亜鉛や細胞の再生と成長を促進するビタミン B_2 が多く含まれています。

一番身近な優秀食材。
冷蔵庫に常備したいNo.1！

鉄含有量
1.5 mg
生

おすすめの取り入れ方

- □ **味噌汁に入れる** 朝
  卵を溶いて加え、他の具材と一緒に加熱します。

- □ **卵黄と納豆をご飯にのせる** 朝

- □ **半熟卵をトッピングする** 昼
  外食でトッピングできる時には追加しましょう。

- □ **炒め物にする** 夕
  ニラと炒めてニラ玉炒めに。

- □ **茹で卵にする** 補

もっと知りたい

レシピ

味つけ半熟卵

卵白は加熱した状態、卵黄は生の状態が最も栄養を吸収しやすいので、半熟卵がおすすめです。常温の卵を水から鍋に入れ、沸騰してから5分間茹でます。水にさらし、殻をむき、だし醤油に漬けたら翌朝には完成。サラダや麺類にトッピングしたり熱々ご飯にのせたりしてもおいしいですよ。
時間がない時や、一品追加したい時に便利です。

レバー

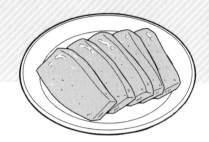

特徴

鉄の含有量は豚レバー、鶏レバー、牛レバーの順に多いです。ヘム鉄が効率よくとれるので、鉄不足の女性に一番食べてほしい食品です。苦手な方は下処理を工夫したり、ネットで購入できる粉末レバーを活用したりしてみましょう。

効果

粘膜の新陳代謝を促して免疫力を高めるビタミンAが多く含まれています。タンパク質の合成に関わる亜鉛も豊富です。赤血球の生成に必要な栄養素を効率よくとることができます。

言わずと知れた鉄分の王様！

鉄含有量
4.0 mg
牛／生

鉄含有量
9.0 mg
鶏／生

鉄含有量
13 mg
豚／生

おすすめの取り入れ方

☐ **サンドイッチにする** 朝

ポテトサラダにレバーペーストとお好みのドライハーブ
を加えて混ぜます。レタスとともにサンドしましょう。

☐ **バゲットにのせる** 昼

レバーペーストとフレッシュパセリを使います。

☐ **ウスターソースで煮込む** 夕

鶏レバーを下茹でし、食べやすい大きさに切ってニンニ
クと煮込みます。

☐ **ビーフシチューに加える** 夕

下茹でし、小さく切ったレバーを加えます。

調理のポイント

よく洗ってお酒と醤油、おろしニンニク、おろしショウガ
に1時間以上漬け込みます。下味がしっかりとつくので、特
有の匂いがさほど気になりません。また小さく切り、油を
使って香ばしく調理することでもおいしく食べることができ
ますよ。レバーの唐揚げや、細く切って片栗粉をまぶし、カ
リッと焼いてピーマンと炒めた青椒肉絲もおすすめです。

牛ひき肉

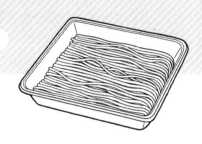

特徴

牛もも肉やバラ肉、すね肉などさまざまな部位の肉をひいたもの。自由に形成できるので使い勝手がいいです。消化力が弱く肉の塊が苦手な方は、ひき肉を上手に活用してみましょう。赤身部分のランプやもも、ヒレは鉄の含有量が多いので、精肉店でひき肉にしてもらうか、フードプロセッサーで細かくしてみましょう。

効果

心の状態に影響する亜鉛も豊富で、造血のビタミンと呼ばれるビタミンB12も多く含まれます。亜鉛はストレスやアルコール摂取で不足しやすい栄養素です。

もっと知りたい

レシピ

即席キーマカレー

牛ひき肉と玉ねぎのみじん切りを炒め、トマト缶と水、カレールーを加えて煮るだけ！

消化力が弱い時にも食べやすい

鉄含有量
2.4 mg
生

おすすめの取り入れ方

☐ **甘辛いそぼろにしてご飯にトッピング** 朝

牛ひき肉、まいたけ、焼肉のタレ（ほんの少し）、こしょうをご飯に混ぜます。

☐ **スープに入れる** 朝

だし（和風、コンソメなど）に刻みショウガを加えて沸騰させ、牛ひき肉を加えます。塩または醤油で味を調え、ネギとわかめをトッピングして完成です。

☐ **ミートソースにする** 昼

玉ねぎのみじん切りと牛ひき肉、ニンニクを炒めてトマトの水煮を加えます。煮込んで塩、こしょうで味を調えたら完成。コクを足したい時は豆味噌またはウスターソースやケチャップを少々加えます。

☐ **ミルフィーユ鍋にする** 夕

牛ひき肉は片栗粉少々とお酒またはだし少々を加えてよく練っておきます。鍋にキャベツと練った牛ひき肉を交互に入れ、だし（和風またはコンソメなど）を入れて加熱します。

☐ **肉味噌にしておにぎりに入れる** 補

味噌大さじ3、みりん大さじ2、黒糖大さじ1と水100ccを煮立たせ、牛ひき肉200g、おろしニンニク、おろしショウガを加えて煮詰めます。

焼き鳥の缶詰

鉄含有量
2.9 mg

特徴

保存食にも便利。鶏肉は牛や豚に比べて消化しや
すいので、忙しくて胃腸が弱っている時に活用した
いですね。しっかりとした味つけのため、お野菜と
組み合わせていただきましょう。

効果

薬膳で、鶏肉はお腹を温め体力を回復する効果が
あるといわれています。疲れている時の体力回復に
おすすめです。

おすすめの取り入れ方

□ **丼にする**
　ご飯にキャベツのせん切りと焼き鳥をのせます。

□ **野菜炒めに加える**

□ **ミニおにぎりに入れる** 補

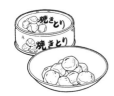

ドライソーセージ

鉄含有量
2.6 mg
___
豚

特徴

長期間、乾燥させたソーセージ。
サラミやカルパスなどがあります。
保存食としても便利ですよ。
無添加のものを選びましょう。

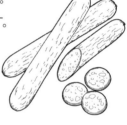

効果

神経伝達物質の生成に関わる亜鉛が豊富で、ビタ
ミンB群も含まれています。

おすすめの取り入れ方

☐ **洋風スープに入れる** 朝
　刻んでキャベツと一緒に煮込みます。

☐ **サラダにトッピング** 昼

☐ **刻んでポテトサラダに混ぜる** 夕

☐ **そのまま食べる** 補

温活の大切さ

　寒さは交感神経を刺激し、自律神経を乱します。夏でも冷房が利いていて寒いことがありますから、**温活は一年中心がけたいですね。レッグウォーマーやネックウォーマーを着ける、ヨモギパットを使う、低温のカイロをお腹に貼る**といった対策がおすすめです。シャワーだけではなく、**毎日入浴して体を温める**ことも心がけましょう。免疫力アップにつながりますよ。

　また、ビタミンB12不足により赤血球のサイズが大きくなり、毛細血管の隅々まで赤血球が行き届かず、血流障害によって手足が冷えることがあります。ビタミンB12は動物性食品に多く含まれていますので、**毎食、意識して肉や魚などの動物性タンパク質を取り入れる**ことも温活につながります。

いつものごはんにちょい足し

海産物 の

ちょい足し

アンチョビ

特徴

イワシの頭と内臓を取って塩漬けにし、油に漬け込んだもの。熟成、発酵しており、旨みが強いです。イタリアのさまざまな料理に使われています。味が濃いので調味料代わりにもおすすめです。

効果

原材料のイワシはヘモグロビンの合成に関わるビタミンB_6、免疫力の調整をするビタミンDを多く含みます。また、血流を促すビタミンEが豊富なので、生理痛のある方は特に取り入れたいですね。

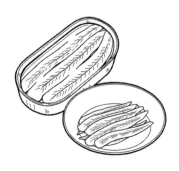

ちょっと加えるだけで料理がお洒落に

鉄含有量
2.6 mg

お す す め の 取 り 入 れ 方

□ **刻んでレタスサラダに加える** 朝

レモンを搾るとおいしさがアップします。

□ **細かく刻みパスタに加える** 昼

□ **野菜炒めに加える** 夕

刻んだアンチョビとニンニクをオリーブオイルで炒め香
りを立てます。カットしたキャベツを加えてサッと炒めま
しょう。

□ **じゃがいものアンチョビ和えにする** 夕

カットして蒸した熱々のじゃがいもにアンチョビとバ
ター、パセリ、レモン汁、おろしニンニクを加えてよく
和えます。

□ **アヒージョに加える** 夕

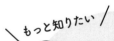

アンチョビドレッシング

・細かく刻んだアンチョビ
　…10g
・オリーブオイル…大さじ2

・酢…小さじ1
・レモン汁…小さじ1
・こしょう…少々

全ての材料をよく混ぜます。味を見て、必要であれば塩で調
整します。茹でた青菜や蒸し野菜にもよく合います。

オイルサーディン

特徴

頭と内臓を取って、塩水に漬けたイワシをオイル漬けしたものです。すでに加熱してあるためそのまま食べられます。栄養豊富で長期保存も可能、アレンジもしやすい食品です。不足しがちな青魚を手軽にとれるので活用したいですね。

効果

イワシなどの青魚には、DHAやEPAが豊富に含まれています。DHAは脳を活性化させ、記憶力の向上などの効果があるといわれています。EPAは血液をサラサラにし、脳梗塞の予防、高血圧の改善、中性脂肪とコレステロールの減少が期待できます。

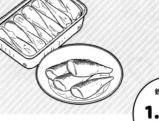

食べ応え抜群で
アレンジ自由自在！

鉄含有量
1.4 mg

お す す め の 取 り 入 れ 方

- □ サラダにトッピング 朝

- □ 炊き込みご飯に入れる 朝

- □ パスタに加える 昼
  切ってペペロンチーノに加えるとおいしいですよ。

- □ サンドイッチにする 昼
  スライスした玉ねぎ、ピクルスとよく合います。

- □ じゃがいもと焼く 夕
  茹でたじゃがいも、お好みのハーブ（ローズマリーやバ
  ジル、オレガノなど）と一緒にトースターでこんがりと
  焼きます。

- □ 野菜と炒める 夕
  ざく切りにしたキャベツ、スライスしたニンニクと一緒に
  炒めます。

イワシの味つけ缶

特徴

イワシは日本の近海魚。さまざまな加工食品があることからも、日本の食文化に根づいていることがうかがえます。特に味噌煮缶はイワシが苦手な方も食べやすいです。匂いが気になる場合はトマトやカレー粉で煮込んでみてくださいね。

効果

イワシに多く含まれるビタミン B_2 は熱に強いため、加熱調理による損失が少ないです。発育のビタミンといわれており、頭皮環境を整え、育毛促進や皮膚・髪・爪の再生をサポートする働きがあります。

調理のポイント

味つけがしっかりしているので、あっさりとした野菜をたっぷり合わせて食べましょう。青菜や大根、キャベツ、レタス、生の玉ねぎと相性がいいです。

そのまま食べられて便利

鉄含有量
2.3 mg
味つけ

お す す め の 取 り 入 れ 方

□ **そのまま食べる** 朝

□ **サラダにトッピング** 昼
　マヨネーズ少々とキムチとともに混ぜ合わせ、たっぷり
　のレタスとスライス玉ねぎの上にのせます。

□ **キャベツと炒める** 昼

□ **大根と一緒に煮る** 夕

□ **茹でたほうれん草と和える** 夕

□ **おにぎりに入れる** 補
　刻んだ大葉と一緒に具材としてほぐして入れます。

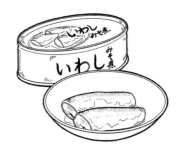

サンマの蒲焼缶

特徴

生のサンマに比べて鉄の含有量は約2倍。骨まで食べられるためカルシウムをたっぷりとることができます。栄養豊富で味もいいですが、塩分が多く含まれるため食べすぎには注意しましょう。

効果

カルシウムや、カルシウムの吸収を促す働きのあるビタミンDが豊富です。ミネラルの中で一番多く体内に存在しているカルシウム。骨粗しょう症予防に取り入れたいですね。

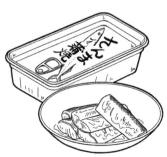

一年中絶品のサンマが食べられる

鉄含有量
2.9 mg

おすすめの取り入れ方

□ **卵焼きに入れる** 朝
  ほぐして卵焼きの芯にして包みます。缶詰に味がしっかりとついているので卵には味つけ不要です。

□ **丼にする** 昼
  ご飯にたっぷりのキャベツとサンマの缶詰をのせます。

□ **チヂミに入れる** 夕
  ほぐしてニラと一緒に生地に混ぜ込み、焼きます。

□ **炊き込みご飯にする** 夕
  缶詰の汁ごと炊飯器に入れてお米と一緒に炊くと、簡単な炊き込みご飯になります。

もっと知りたい レシピ

春菊とサンマ缶の和え物

春菊をサッと茹で、水分をしっかりと絞ります。サンマ缶は食べやすい大きさにほぐし、春菊とよく和えてごまを加えましょう。少しタンパク質や鉄が少ないかな？　という時に和え物として使うことができます。わかめとミョウガの酢の物に加えてもおいしいですよ。

ツナ缶

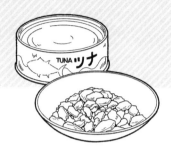

特徴

カツオやマグロを原料としたもの。水煮や油漬け、味つけがあり、鉄の含有量は味つけが多いです。保存が利き、いつでも手軽に魚が食べられるので常備したいですね。新鮮なカツオの刺身のサクが手に入ったら自家製ツナを作ってみましょう。ニンニク、ローリエ、黒こしょうと一緒に油で煮るだけで完成しますよ。

効果

カツオの味つけツナとマグロの味つけツナの鉄の含有量を比較するとマグロの方が多いですが、赤血球の膜を丈夫にするビタミンEや免疫力の向上につながるビタミンDはカツオの方が多く含まれています。体内の炎症を抑える働きのあるオメガ3脂肪酸も含まれています。

どんな食材にも合う圧巻のバリエーション

鉄含有量
4.0 mg
味つけ

おすすめの取り入れ方

☐ **オムレツに入れる** 朝

☐ **サラダにトッピング** 昼

☐ **カレーに入れる** 夕
煮込んでも、トッピングにしてもおいしくできます。

☐ **手巻き寿司の具にする** 夕

☐ **炊き込みご飯にする** 夕
お米と一緒に汁ごと炊きます。コンソメ、こしょうを加えて仕上げにパセリをふりましょう。

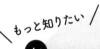
もっと知りたい
レシピ

ツナそうめん

茹でて水で洗ったそうめんを器に盛り、たっぷりのツナと大葉、焼きのりをトッピングし冷たいつゆをかけるだけ。そうめんの時はどうしてもタンパク質や鉄が不足しやすいため、トッピングでできるだけ意識して盛り込むようにしてください。冷やし中華のように錦糸卵やハム、半熟卵や油揚げをトッピングするのもおすすめです。

サバ缶

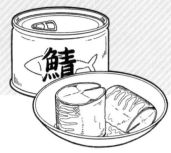

特徴

サバを加熱して缶詰にしたもの。水煮や味噌煮などがあり、鉄の含有量は味噌煮が多いです。味つけの缶詰はそのままでも食べられるので保存食として活用したいですね。

効果

皮膚や粘膜の再生に関わるビタミンB_2やヘモグロビンの合成に必要なビタミンB_{12}が豊富です。薬膳では、サバは血の巡りをよくするだけでなく、余分な水分を除くといわれています。

おすすめの取り入れ方

□ **冷や汁に入れる** 朝

缶詰の汁をしっかりと切って使います。ミョウがや青じそ、ネギ、針ショウがなどの薬味を多めに入れましょう。

味つけいろいろ！　お気に入りを探してみて

鉄含有量
2.0 mg
味噌煮

- ☐ **炒飯にする** 昼
  玉ねぎ、ケチャップ、カレー粉、ショウガと一緒に炒めます。

- ☐ **カレーにする** 夕
  トマトピューレにサバの味噌煮缶とカレーパウダー、塩を加えて煮込むだけ。

- ☐ **煮物に入れる** 夕
  大根やショウガと一緒に煮るとさっぱりします。大根おろしを加えてみぞれ煮にしてもいいですね。

もっと知りたい

レシピ

サバ缶ピリ辛スープ

時間のない時にも手間なく作ることができます。サバの味噌煮缶を使用する場合は、材料の味噌は省いてください。だし（魚のだしでも鶏がらでもOKです）とショウガのスライスを鍋に入れて沸騰させ、サバ缶とキムチ、もやし、味噌、コチュジャンを加えます。わかめとネギ、白ごまをたっぷりとトッピングしましょう。

あさり缶

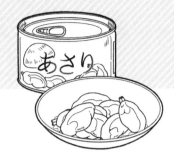

特徴

水煮缶は生のあさりに比べ鉄の含有量が10倍以上。缶詰の汁も栄養たっぷりなので、残った場合はスープや味噌汁で使い切りましょう。

効果

強い抗酸化作用が期待でき、若返りのビタミンと呼ばれるビタミンEが豊富です。ホルモンバランスを整えたり、血行を促進したりする働きがあるので、意識してとりたい栄養素ですね。その他、カルシウムやビタミンB12も多く含まれています。

おすすめの取り入れ方

□ 味噌汁に入れる 朝

砂出し不要！　しんどい時こそ使いたい

鉄含有量
30 mg
水煮

□ **チヂミに入れる** 昼
　生地に混ぜて焼きます。

□ **炒飯に入れる** 昼
　ご飯、お好みの野菜（ミックスベジタブルでも可）を炒めて塩、こしょうで味を調えます。加熱しすぎないよう、最後にあさりを加えます。

□ **炊き込みご飯に入れる** 夕
　お米にあさり缶とせん切りにしたショウガ、酒と塩、醤油少々を加えて炊くだけ。炊き上がったら小ネギを散らしましょう。

もっと知りたい

レシピ

あさり缶の豆乳スープ

鍋でニンニク、玉ねぎやお好みの野菜（ミックスベジタブルでもOK）を炒め、あさり缶を汁ごと入れて沸騰させます。弱火にして、豆乳と塩、こしょうを加えて温まったら完成です。たっぷりのパセリをかけていただきましょう。さっぱりとしたスープがいい方は、あさり缶を入れて沸騰させた後にだし（コンソメや鶏がらスープでも可）を加えて豆乳の分量を減らしてください。

牡蠣の燻製
かき

特徴

蒸したり炊き上げたりと加工した牡蠣を燻製にし、油漬けしたもので、旨みが凝縮されています。手軽にそのまま食べられるので、保存食にも便利です。国内で牡蠣の生産量が多いのは広島県や宮城県、岡山県、広島県などです。

効果

正常な赤血球の生成に必要な亜鉛、神経伝達物質メラトニンの生成に必要なマグネシウムを多く含みます。亜鉛の含有量は食品全体でもトップクラスです。ビタミンCとともに食べることで吸収率がさらに上がります。肝臓の働きを助けるタウリンも含みます。牛乳のように優れた栄養バランスから、海のミルクと呼ばれるようになりました。

海のミルクと呼ばれるにはワケがある

お す す め の 取 り 入 れ 方

□ パスタにトッピング　昼

□ 野菜炒めに入れる　昼

□ バゲットにトッピング　昼

□ サラダにトッピング　夕

□ スープに入れる　夕

□ そのまま食べる　補

□ 炊き込みご飯に入れる　夕

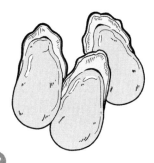

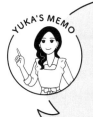

YUKA'S MEMO

牡蠣は燻製油漬けの缶詰にすることで、鉄の含有量が
生食の2倍以上になります。手に入りやすい真牡蠣の旬
は冬（岩牡蠣は夏が旬）。それ以外の時期は缶詰も上
手にお料理に活用したいですね。茹でた米粉のパスタ
に缶詰の牡蠣を絡めてオイスターソースを少量かけ、
水菜やネギを添えれば立派なランチに。手軽に済ませ
たい時用にストックしておきましょう。

桜エビの素干し

特徴

国産の桜エビは春と秋の年に2回、静岡県駿河湾の由比漁港と大井川漁港で水揚げされているそうです。殻もまるごと食べられるためさまざまな栄養素がとれます。生食に比べ、鉄の含有量は10倍以上。お料理に少し使うだけで桜エビの贅沢な香りが広がります。手軽に使えるのでぜひ常備しておきましょう。

効果

タンパク質や心筋の収縮作用を促進するカルシウム、血圧の調整に関わるマグネシウム、味覚に関わる亜鉛も豊富です。桜エビの赤色に含まれるアスタキサンチンには、抗酸化作用、活性酸素を抑える作用や、眼精疲労を改善する作用が期待できます。

ひとつまみで磯の香り広がる

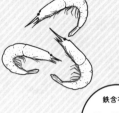

鉄含有量
3.2 mg

おすすめの取り入れ方

☐ スープに入れる 朝

☐ ご飯にふりかける 朝

☐ サラダにトッピング 昼

☐ 野菜炒めにトッピング 昼

☐ 青菜と和える 夕
茹でて食べやすい大きさに切った青菜に醤油を少々回し
かけ、桜エビを加えてよく和えましょう。

もっと知りたい

レシピ

鉄分ふりかけ

桜エビの素干しとかつお節、青のり、白ごまを合わせて
冷蔵庫で保存しておきます。ホカホカご飯にかけて少しだ
け醤油を垂らして食べるとおいしいですよ。よく混ぜてお
にぎりにしたり、お吸い物や味噌汁に入れたりと活用法は
無限大。野菜炒めに入れると一気に旨みが増します。

煮干し粉

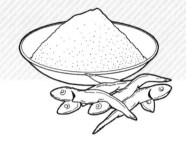

特徴

煮干しは主にカタクチイワシを煮て干したもの。その煮干しを粉末にしたものが煮干し粉です。粉の細かさはメーカーによりさまざまなので、お気に入りを見つけてみましょう。細かいほどだしが出やすいですよ。

効果

手軽にタンパク質がとれる高タンパク食品です。DNAの合成に関わる亜鉛や、細胞の増殖や分化に関わるカルシウムが豊富。カルシウムの吸収を促すために有効なビタミンDも多く含まれています。

不足しがちなお魚も手軽にとれる
おすすめNo.1！

鉄含有量
18 mg
カタクチイワシ
煮干し

おすすめの取り入れ方

□ 味噌汁に加える 朝

□ 卵焼きに加える 朝

□ 焼きそばにかける 昼

□ おでんにかける 夕

□ 天ぷらや唐揚げの衣に加える 夕
　青のりまたはあおさ衣に加えましょう。

YUKA'S MEMO

現代人が不足しがちなお魚を手軽にまるごととれるのが嬉しいですね。また、煮干しそのものも常備しておきたい食品です。煮干しは硬いのでよく噛みますよね。ちょっと小腹が空いた時に補食として取り入れることでリラックス効果が期待できたり、満腹中枢を刺激して食べすぎを防いだりすることにもつながります。つい食べすぎてしまう方は試してみてくださいね。市販のアーモンド小魚でもOKです。

かつお節粉

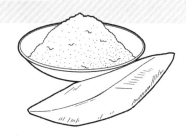

特徴

かつおを熟成させて作られたかつお節を削り、粉末状に細かくしたもの。日本食には欠かせない旨み成分を多く含んでいます。

効果

体内で生成することができない9種類の必須アミノ酸を全て含んでいます。その中の1種であるトリプトファンには活性酸素を除去する働きがあるとされ、アンチエイジング効果も期待できます。

旨みは日本の食文化。毎日とろう！

鉄含有量
5.5 mg
かつお節

お す す め の 取 り 入 れ 方

☐ **味噌汁のだしにする** 朝
　粉末状なのでそのまま食べられます。

☐ **卵焼きに入れる** 朝

☐ **和風パスタにトッピング** 昼

☐ **おでんにかける** 夕
　静岡おでんは魚の粉末や青のりをかけます。

☐ **青菜の白和えに加える** 夕

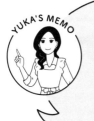

YUKA'S MEMO

セロトニンの生成にはトリプトファンやビタミンB_6など
が必要ですが、かつお節にはどちらも含まれています。
心を落ち着かせたい方は、朝のスープや味噌汁にティー
スプーン1杯を加えたり、補食として取り入れたりするの
もいいですね。疲れた時、ほっとしたい時には、マグ
カップに梅干し1個とかつお節粉を入れてお湯を注ぎ
ゆっくりと飲んでみてください。

焼きのり

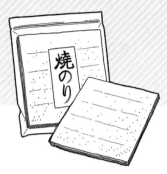

特徴

生のりを乾燥させて焼き上げたもの。選ぶポイントは色が濃く艶があること。新のりは旨みが強く、口溶けがいいです。「寿司はね」は多少のキズはあるものの、味に問題はなく、安く購入できますよ。

効果

薬膳では体内にこもった余分な熱を収めるといわれています。ストレスで不足しがちなマグネシウム、皮膚や髪を健康に保つビタミンB2、精神の安定に働くカルシウム、造血のビタミンと呼ばれる葉酸や動物性タンパク質に多く含まれるビタミンB12、細胞分裂に必要な亜鉛も含まれています。

おすすめの取り入れ方

□ 味噌汁に入れる 朝
細かくカットして。

パリパリの歯応え、色、艶、香り。

鉄含有量
11 mg

- [ ] たらこパスタにトッピング 昼

- [ ] おにぎりや手巻き寿司にたっぷり使う 夕

- [ ] チョレギサラダにする 夕
  カットしたレタスにたっぷりののりとごま、刻んだ油揚げ
  をのせ、ごま油のドレッシングをかけます。

- [ ] おひたしにトッピング 夕

もっと知りたい

レシピ

簡単! のりの佃煮

細かくした焼のり3枚と針
ショウガ少々を、醤油大さじ
3と水大さじ4を煮立たせた
鍋に加えて煮ます。煮きった
ら白ごまをたっぷりと混ぜ込
みましょう。朝食で温かいご
飯にのせると絶品ですよ。

手巻きアボカド

カットしたアボカドとスモー
クサーモンを焼きのりでく
るっと巻くだけ! 余裕があ
れば、カットしたアボカドが
変色しないように、レモン汁
を少量かけて軽く混ぜておく
といいですね。スモークサー
モンの代わりにツナを使うの
もおすすめ。休日の補食に
ちょうどいい一品です。

青のり

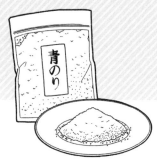

特徴

主な産地は愛媛県、徳島県、高知県など。海藻を乾燥させ、粉砕して作られます。産地により原料となる海藻が違うため、味や値段もさまざまです。持ち歩きに便利な瓶入りは外出時、お弁当などにふりかけて鉄分量をアップできます。

効果

神経の興奮抑制に関わるマグネシウムとカルシウムは、不足するとイライラにつながることが考えられます。青のりはこの両方の栄養素を豊富に含んでいるので、心を穏やかにしたい方は取り入れてみましょう。

おすすめの取り入れ方

□ **卵焼きに入れる** 朝

卵、みりん、塩少々に青のりをたっぷり加えてよく混ぜて焼きます。

ミネラルの宝庫！　ひとふりで食卓が華やぐ

鉄含有量
77 mg

- ☐ 味噌汁に入れる　朝

- ☐ スープに入れる　昼

- ☐ お好み焼きにかける　夕

- ☐ おでんにかける　夕
  静岡おでん風に。

- ☐ おにぎりにまぶす　補
  ツナ、ごまも加えましょう。

もっと知りたい

レシピ

玉ねぎと青のりのサラダ

スライスし、水にさらした玉ねぎの水分を取り、マヨネーズと醤油少々を加えてよく和えます。たっぷりのかつお節と青のりを加えて完成です。かつお節の代わりにツナを入れてもおいしいですよ。茹でて冷やした汁なしのフォーにだし醤油とポン酢を合わせた冷たいドレッシングをかけて、青のりをトッピングすると絶品です。

アジの開き

特徴

新鮮なアジを開き、塩水に漬け、干して作る干物です。静岡県や千葉県、神奈川県などで多く生産されています。高タンパクで、ビタミンやミネラルも豊富です。焼くだけで食べられるので、冷凍保存で常備しておきたいですね。

効果

オメガ3脂肪酸が含まれているため、血液をサラサラにし、血流を改善する効果が期待できます。ビタミンB12も含まれているので、巨赤芽球性貧血の予防に役立ちます。

香ばしさとしっとり感がたまらない

鉄含有量
0.9 mg
真アジ／焼き

おすすめの取り入れ方

☐ **焼くだけ** 朝
レモンや大根おろしを添えて消化力アップ。

☐ **冷や汁に入れる** 昼
麦味噌が合います。

☐ **パスタにトッピング** 昼
ほぐしてミョウガなどの薬味とともにトッピングします。

☐ **焼いてご飯にまぶす** 夕
青じそを刻んで一緒に混ぜ込みます。最後にごまを散らしましょう。

もっと知りたい

レシピ

アジときゅうりのごま和え

スライスして塩もみし水気を切ったきゅうりに、焼いてほぐしておいたアジの開きとミョウガ、酢、醤油少々、白ごまを加えて和えます。アジの匂いが気になる方はおろしショウガも加えましょう。夏にぴったりの一品です。

魚肉ソーセージ

特徴

魚肉に調味料などを加えて加熱したもの。主原料はスケトウダラなどの白身魚のすり身が使われることが多いです。畜肉、鯨肉、ブリなどが加えられることもあります。手軽に持ち歩けるので、仕事中の補食におすすめです。無添加のものを活用しましょう。

効果

タンパク質が豊富で、免疫に関わるビタミンD、正常な赤血球の生成に必要なビタミンB_{12}、甲状腺ホルモンの活性化に必要なセレン、皮膚や粘膜の健康維持に関わるナイアシン、丈夫な歯や骨に必要なカルシウム、また認知機能に影響を与えるDHAや血液をサラサラにするEPAも含まれています。

いつでもどこでも外出時の強い味方

鉄含有量
1.0 mg

おすすめの取り入れ方

☐ **オムレツに入れる** 朝

小さく切って、オムレツの生地に混ぜます。

☐ **野菜炒めに加える** 昼

食べやすく切って加えます。塩、ソース、醤油とどのような味つけでもおいしくできます。カレー粉を加えてもいいですね。

☐ **スープに入れる** 昼

食べやすく切って加えます。あっさりとしたスープと相性がいいです。レタスやキャベツなどもたっぷりと入れましょう。

☐ **天ぷらにする** 夕

2〜3等分にして使います。衣にカレー粉や青のりを加えるとアクセントになりますよ。

☐ **そのまま食べる** 補

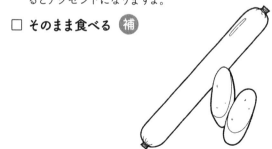

さきイカ

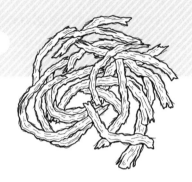

特徴

生のイカに味つけし、焼いてさき、作られています。
食べすぎは塩分過多やお腹の張りにつながることが
あるので、適量をよく噛んでいただきましょう。

効果

高タンパクで低脂肪です。肝機能を改善するタウリ
ン、三大栄養素をエネルギーに変える際に必要な
ナイアシン、正常な味覚に関わる亜鉛も豊富に含ま
れています。

おつまみだけじゃない！　料理にも活用しよう

鉄含有量
1.6 mg

おすすめの取り入れ方

- ☐ **海藻サラダにトッピング** 昼
  細くさいてのせましょう。

- ☐ **スープに加える** 昼
  食べやすい長さにカットして使います。もやしやネギも加えましょう。

- ☐ **天ぷらの具材にする** 夕

- ☐ **刻んで市販のキムチに混ぜ込む** 夕

- ☐ **炊き込みご飯に入れる** 夕
  お米を炊く際にショウガと一緒に加えるだけ。青のりをかけていただきましょう。

- ☐ **そのまま食べる** 補

もっと知りたい

レシピ

きゅうりの酢の物

薄切りにしたきゅうりに軽く塩をして水分を絞り、りんご酢とさきイカを加えてよく和えましょう。

リラックスできる呼吸法・ツボ

〈 腹式呼吸 〉

　鼻から息を吸ってお腹を膨らませ、口から息を吐いてお腹をへこませるような意識を持って深呼吸を繰り返しましょう。ゆっくり呼吸をすることで、焦る気持ちが落ち着くはずです。

〈 膻中（だんちゅう） 〉

　左右の乳頭の中間にあるツボ。軽く指で押しましょう。鎮痛安定作用があるといわれています。

〈 合谷（ごうこく） 〉

　手の甲の、親指と人さし指の骨の分かれ目の、やや人さし指側にあるツボ。親指で押しましょう。肩こりや頭痛、胃腸の不調に効くといわれています。緊張する場面で押せば、心を落ち着かせることもできます。

その

5

種・果物 などの

ちょい足し

レーズン

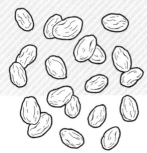

特徴

主な産地はアメリカ、イタリア、スペインなど。ぶどうを皮ごと乾燥させたもので甘みや栄養素が凝縮されています。本来の味わいを感じられるオイルコーティングしていないものを選びましょう。

効果

生と比べると筋肉の収縮に関わるマグネシウムは4倍、カルシウムは8倍と栄養が凝縮されています。糖の吸収を穏やかにする水溶性食物繊維と便のかさを増やす不溶性食物繊維をバランスよく含んでいます。筋肉の収縮に関わるカルシウムとマグネシウム、糖質をエネルギーに変える際に必要なビタミンB1、アルコールの代謝に必要なナイアシンも含まれています。皮に含まれるポリフェノールには強い抗酸化作用があり、活性酸素の働きを抑えてくれます。薬膳では気と血を補うといわれています。

料理に足せばフルーティーにランクアップ

鉄含有量
2.3 mg

お す す め の 取 り 入 れ 方

☐ **サラダにトッピング** 昼

☐ **ドライカレーに散らす** 昼

☐ **カレーにトッピング** 夕
コクと甘みが加わるので煮込んでもおいしくなります。

☐ **そのまま食べる** 補

☐ **豆乳ヨーグルトに入れる** 補

もっと知りたい
レシピ

かぼちゃサラダ

かぼちゃに軽く塩をして蒸しておきます。ゴロゴロとした塊も多少残しつつ、かぼちゃを軽く潰して、レーズン、マヨネーズ、マスタード（またはカレー粉）を少々加えて混ぜます。冷蔵庫でよく冷やし、味をなじませてから食べます。デザートバージョンにする場合は、マヨネーズとマスタード（カレー粉）の代わりにMCTオイルを加えます。甘みの少ないかぼちゃの場合はレーズンの量を増やし、はちみつを少し加えてもOK。仕上げにシナモンをふって補食にいただきましょう。

ドライブルーベリー

特徴

酸味のある生のブルーベリーを乾燥させたもので、甘みが強く香りが豊かです。小粒で料理にも使いやすく、肉料理に添えるとフルーティーさが際立ちます。

効果

同重量当たりの鉄の含有量が生の6倍になっています。乾燥させることで、心の安定に必要なマグネシウムやむくみ予防のカリウム、心を落ち着かせるカルシウムの含有量も増えます。

おすすめの取り入れ方

☐ ハムサラダに散らす　朝

☐ ホットケーキにトッピング　昼

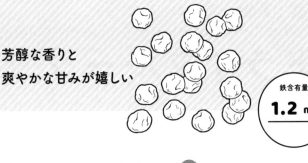

芳醇な香りと
爽やかな甘みが嬉しい

鉄含有量
1.2 mg

☐ **ポテトサラダに加える** 夕

茹でたじゃがいもをマッシュし、炒めたベーコン、玉ね
ぎのスライス、オリーブオイルとともに加えます。塩、こ
しょうで味つけし仕上げにパセリをふります。

☐ **そのまま食べる** 補

☐ **豆乳ヨーグルトにかける** 補

☐ **紅茶に加える** 補

＼もっと知りたい／

レシピ

人参とドライブルーベリーのラペ

細切りにした人参に軽く塩をまぶし水分を絞ります。ドラ
イブルーベリー、オリーブオイル、りんご酢を加えて塩、
こしょうで味を調えます。レーズンよりもフルーティーで
食べやすくなります。ツナや刻んだハムを加えてサンド
イッチの具にしたり、クラッカーにのせたりしても、色鮮
やかで楽しいですよ。

ドライプルーン

特 徴

甘みが強く満足感が高い食品です。ドライフルーツの中では鉄を多く含むイメージがありますが、トップ3には入りません。腹持ちがいいので、小腹が空いた時に重宝します。食事に取り入れる際には、鉄の吸収を促すために、ビタミンCと合わせて食べましょう。

効 果

食物繊維が豊富でコレステロール値を下げる働きのある水溶性食物繊維を含みます。丈夫な歯や骨をつくるカルシウム、血圧を下げるマグネシウム、むくみ予防のカリウム、粘膜の健康を保つβ-カロテンも豊富です。干すことで栄養素が凝縮されています。

濃厚な口当たりがコクを出す

お す す め の 取 り 入 れ 方

- ☐ 刻んでグラノーラに加える 朝

- ☐ 刻んでサラダに加える 昼

- ☐ カレーに入れる 夕

- ☐ 豚の角煮と一緒に炊く 夕
  とろみがつき、コクが出て、香りもよくなります。

- ☐ ステーキソースにする 夕
  刻んでバルサミコ酢と合わせ、ステーキと一緒に加熱
  しましょう。

- ☐ 刻んで豆乳ヨーグルトに入れる 補

- ☐ そのまま食べる 補

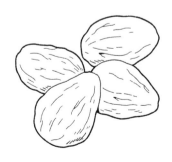

干し杏
あんず

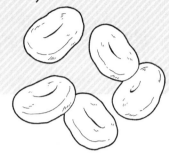

特徴

杏は主にアメリカ、トルコなどで生産されています。日本での主な産地は長野県。爽やかで甘酸っぱい杏は干すことで甘みが強くなり、さまざまな栄養素も凝縮されます。腹持ちがよく満足度が高いので、補食として取り入れたいですね。種子は杏仁といい、杏仁豆腐の材料として使われています。
きょうにん

効果

β-カロテンが豊富でビタミンEも含むため、高い抗酸化作用で老化防止効果が期待できます。水溶性食物繊維と不溶性食物繊維がバランスよく含まれています。水溶性食物繊維は糖の吸収を穏やかにする働きがあり、不溶性食物繊維は便のかさを増やし、腸を刺激してぜんどう運動を促してくれます。それぞれ役割が違うため、バランスよく含まれていると両方の恩恵を受けることができます。余分な塩分の排出をし、高血圧の予防につながるカリウムも多く含まれています。

食べ応え抜群！　手軽なおやつに

鉄含有量
2.3 mg

おすすめの取り入れ方

☐ **マリネにする** 朝

　キャベツを塩揉みして水分を絞り、刻んだ干し杏・レモン汁・はちみつ・オリーブオイルで和えます。夜に作っておけば、翌朝にも大活躍です。

☐ **刻んでグラノーラに加える** 朝

☐ **刻んでサラダに散らす** 昼

☐ **刻んで豆乳ヨーグルトに入れる** 補

☐ **そのまま食べる** 補

もっと知りたい

干し杏のジャム

・干しあんず…100g　　　・てんさい糖…150g
・水…200cc　　　　　　・レモン汁…1/2個分

①水で戻した干し杏を刻む。
②戻し水とてんさい糖を鍋に入れ、柔らかくなるまで煮る。
③仕上げにレモン汁を加え、弱火で沸騰したら完成。

ドレッシングに加えたり、ヨーグルトに添えたり、パンに塗ったりと大活躍しますよ。

ぶどうジャム

鉄含有量
3.3 mg

特徴

生のぶどうに砂糖などを加え、煮詰めて作ったもの。デラウェアや巨峰などさまざまな品種が使われます。白砂糖が使われていることもあるため、食べすぎに注意してください。

効果

ぶどうに豊富に含まれているポリフェノールは抗酸化力が強く、活性酸素の働きを抑制します。生よりも鉄の含有量が多いです。

おすすめの取り入れ方

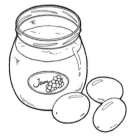

☐ **豆乳ヨーグルトにかける** 補

☐ **紅茶に加える** 補
ロシアンティーに。

☐ **ソースにする** タ
バルサミコ酢と合わせて、豚肉のソテーなどにかけます。

甘栗

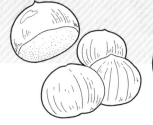

鉄含有量
2.0 mg

特徴

中国栗を熱した砂利と砂糖で炒って作ったもの。渋皮をむいて冷凍保存しておくと便利です。

効果

血圧の調整に役立つカリウム、糖質をエネルギーに変える際に必要なビタミンB_1が豊富。造血のビタミンと呼ばれる葉酸やβ-カロテン、食物繊維も含まれています。

おすすめの取り入れ方

☐ **刻んでサラダにトッピング** 朝

☐ **刻んでホットケーキにトッピング** 昼
メープルシロップをかけて。

☐ **栗ご飯にする** 夕
お米と塩少々と一緒に炊きます。

☐ **そのまま食べる** 補

かぼちゃの種

特徴

食用かぼちゃの種。栄養価が高く、漢方では生薬^{しょうやく}に使われているそうです。食物繊維を多く含んでおり、食べすぎるとお腹が張ることもあります。少量をよく噛んでいただきましょう。

効果

体をつくるタンパク質が豊富で、細胞分裂に必要な亜鉛を多く含みます。脂質の代謝を助けるビタミンB₂、血圧を下げるカリウム、活性酸素から体の細胞を保護する抗酸化作用が期待できるビタミンE、心の安定を促す神経伝達物質の材料に必要なトリプトファンも豊富です。

おすすめの取り入れ方

□ グラノーラに加える 朝

料理とおやつに
アクセントを

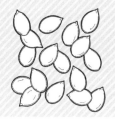

鉄含有量
6.5 mg
味つけ／煎り

- ☐ **サラダに散らす** 昼
- ☐ **パスタに散らす** 昼
- ☐ **かぼちゃサラダに加える** 夕
  蒸してマッシュしたかぼちゃにツナ、みじん切りの玉ねぎ、マヨネーズを加えて混ぜ、最後にトッピングします。
- ☐ **豆乳ヨーグルトにかける** 補
- ☐ **そのまま食べる** 補

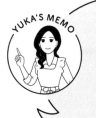

YUKA'S MEMO

かぼちゃの種、松の実、くこの実、刻んだアーモンドなどを合わせて保管しておくと、サラダやグラノーラのトッピングとして手軽に使えて便利です。カラフルでさまざまな食感を楽しめますよ。密閉容器に入れて冷蔵庫で保管します（冷凍保存はできません）。カボチャの種や松の実などのナッツ類には脂質が多く含まれており酸化しやすいので、できるだけ新鮮なものを食べましょう。

ごま

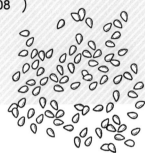

特 徴

油の採取を目的として栽培される油料作物。そのままだと消化しづらいため、すりごまにして食べましょう。

効 果

不飽和脂肪酸であるリノール酸、オレイン酸が豊富で、コレステロールの数値を下げる効果が期待できます。ホルモンの分泌に関与する亜鉛や、丈夫な骨をつくるカルシウムが多く含まれています。薬膳では白ごまは潤いを与え、黒ごまは血を補うといわれています。両方を常備して、お料理やデザートに合わせて使い分けるのもいいですね。

おすすめの取り入れ方

□ ごま塩をご飯にかける 朝

□ かつおの漬け丼にトッピング 昼

ちょい足し鉄分の代名詞

鉄含有量
9.9 mg
────
煎り

☐ **練りごまドレッシングにする** 昼

練りごま、てんさい糖を混ぜ合わせておき、酢、醤油を少しずつ混ぜながら加えます。分量は全て同量で。薄めたい場合はだしを加えます。忙しい時には練りごまとめんつゆ、少量の水を混ぜるだけでもおいしいです。

☐ **アジのごまソテーにする** 夕

3枚おろしのアジに塩、こしょうし、たっぷりのごまをまぶしてソテーします。

☐ **ごま豆乳鍋にする** 夕

黒ごま、白ごま、どちらで作ってもおいしくできます。白だしと具材を鍋に入れて火が通ったら、練りごま、すりごまを白だしで溶いて加えます。仕上げに豆乳を加えて完成です。

☐ **おひたしにかける** 夕

もっと知りたい

レシピ

黒ごまプリン（4〜5個分）

350ccの豆乳と50ccの水を弱火にかけ、黒練りごま大さじ3、てんさい糖大さじ2と1/2、粉ゼラチン5gを加えてよく混ぜます。器に入れて冷蔵庫で冷やして完成。

アーモンド

特 徴

産地はアメリカ・カリフォルニア州やスペインな
ど。栄養素を豊富に含み、スーパーフードとも呼ば
れています。ホール、クラッシュ、スライス、プード
ル、ペーストなどさまざまな形状で販売されており、
使い分けることで料理に手軽に取り入れることがで
きます。細かく砕いたものや粉末状にしたプードル
は、ごまと同じようにおひたしなどに使えます。

効 果

強い抗酸化作用で活性酸素から体を守りシワ予防
に有効なビタミンEが豊富。ナッツ類の中ではトッ
プクラスの含有量を誇ります。脳の活性化に関わる
ナイアシンや皮膚の新陳代謝を促進するビタミン
B_2 も多く含んでいます。

香ばしさが嬉しい。
よく噛んで心もリフレッシュ！

鉄含有量
3.7 mg
—
煎り

お す す め の 取 り 入 れ 方

- □ 刻んでグラノーラに加える 朝
- □ スライスをサラダにトッピング 朝
- □ スライスを野菜炒めにトッピング 昼
- □ スライスをポテトサラダに混ぜ込む 夕
- □ カレーに加える 夕
  アーモンドペーストを少量加えて煮込むことでコクが出て栄養アップできます。
- □ そのまま食べる 補

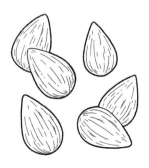

くるみ

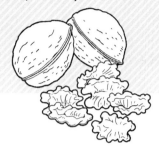

特徴

鬼ぐるみや姫ぐるみ、ペルシャぐるみなどがあります。くるみの脂質はリノール酸で抗酸化作用がありますが、長時間空気に触れることで老化を早める過酸化脂質に変化するため、できるだけ新しいものを食べるようにしましょう。タンパク質が豊富なので、料理や補食にもっと取り入れたいですね。

効果

タンパク質が豊富。神経伝達物質セロトニンやメラトニンの生成に欠かせないトリプトファンが含まれています。主成分の脂質であるリノール酸やα-リノレン酸などの不飽和脂肪酸にはコレステロール値を下げる作用があります。

栄養たっぷりでおやつに料理に大活躍

鉄含有量
2.6 mg
煎り

おすすめの取り入れ方

☐ 刻んでグラノーラに加える 朝

☐ 佃煮をご飯にトッピング 朝
　くるみの佃煮はスーパーやネットで購入できます。

☐ サラダに散らす 昼

☐ 刻んで和え物に入れる 夕
　小松菜の白和えなどに加えます。

☐ そのまま食べる 補

＼ もっと知りたい ／
レシピ

さつまいもとくるみのサラダ

蒸したさつまいもをマッシュしておきます。みじん切りにして水にさらし、水分を取った玉ねぎとマヨネーズ、炒めたベーコンとこしょう、刻んだくるみを加えてザックリと混ぜ合わせます。たっぷりのパセリを加えて完成です。くるみの歯応えと香りがさつまいもとよく合います。

ドライなつめ

特徴

中国からの輸入品が多いです。そのまま食べても甘くておいしい、薬膳ではおなじみの食品ですね。お腹の張りやすい方は食べすぎないこと、よく噛んで食べることを心がけましょう。

効果

薬膳では胃腸を丈夫にし精神を安定させるといわれています。虚弱、貧血症状、胃腸の不調のある人向けに使われる六君子湯や帰脾湯などの漢方薬にも使用されています。抗ストレスホルモンの合成に関与するパントテン酸を多く含み、むくみ予防のカリウム、心の安定に関わるカルシウムやマグネシウム、正常な赤血球をつくるために必要な葉酸も含まれています。

優しい甘さに心が緩む薬膳食材

鉄含有量
1.5 mg

おすすめの取り入れ方

☐ **おかゆに入れる** 朝

小粒のドライなつめがおすすめです。

☐ **スープに入れる** 昼

☐ **炊き込みご飯に入れる** 夕

お米、シーフードミックス、だし、少量のごま油と一緒に炊きます。

☐ **お茶に入れる** 補

お好みのお茶の入ったポットに入れて薬膳茶に。

☐ **黒糖と炊く** 補

大粒のドライなつめがおすすめです。黒糖、水、ショウがとともに鍋に入れてじっくり炊き上げます。お茶請けに。

☐ **そのままかじる** 補

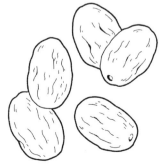

梅干し

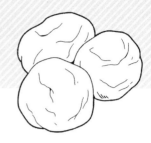

特徴

梅の実を塩漬けした後、天日干しして作られる保存食。色鮮やかな赤じそ漬けや、はちみつで味つけしたはちみつ梅干し、塩のみで漬け込んだ白干し梅などがあります。練り梅（梅を潰して練ったもの）や梅びしお（練り梅に砂糖が加えられたもの）は鉄の含有量が非常に多いです。

効果

クエン酸が含まれており疲労回復効果が期待できます。唾液の分泌を促進し消化のサポートに役立ちます。ミネラルの吸収をしやすくする作用もあります。

お腹の調子を整える！　毎日食べたい伝統食

鉄含有量
2.4 mg
調味漬け

おすすめの取り入れ方

- □ **食前にかじる** 朝
  消化力の弱い方、食欲のない方は毎食前に梅干しをひとかじりしてみましょう。

- □ **練り梅をドレッシングに加える** 昼
  りんご酢と同量の油、はちみつと練り梅をよく混ぜます。

- □ **練り梅を和え物に混ぜる** 夕

- □ **ドリンクに** 補
  梅びしおをお湯で割って、疲れた時に飲みましょう。

もっと知りたい

レシピ

きゅうりの梅和え

①きゅうりは3cm程度の長さに切り、それを縦に4分割する。
②練り梅を少量のだしで溶く。
③きゅうりにだしで溶いた練り梅と白ごま、かつお節、細かく切った焼きのりをよく和える。

ごま油を1滴だけ落とすと風味豊かになりますよ。食欲のない日におすすめです。きゅうりは細く切った大根でも代用できます。

主な栄養素の効果

水溶性ビタミン

ビタミン C ……… コラーゲンの生成に働く・抗酸化作用

ビタミン B1 ……… 糖質の代謝に働く・神経を正常に保つ

ナイアシン ……… アルコール分解をサポートする

ビタミン B2 ……… 皮膚や髪などの成長を促進・「発育のビタミン」といわれる

ビタミン B6 ……… タンパク質の代謝に働く・神経伝達物質や
ヘモグロビンの合成に関わる

ビタミン B12 ……… 正常な赤血球をつくる

葉酸 ……… ビタミン B12 とともに正常な赤血球をつくる・
「造血のビタミン」といわれる

パントテン酸 ……… 三大栄養素の代謝に働く・抗ストレスホルモン
（副腎皮質ホルモン）の合成に関わる

脂溶性ビタミン

ビタミン A ……… 視力の調節・粘膜の保護

ビタミン E ……… 血流をよくする・細胞膜の酸化を防止

ビタミン D ……… カルシウムの吸収を促す

ビタミン K ……… 動脈硬化の予防効果・骨の形成サポート

ミネラル

亜鉛 ……… 正常な細胞分裂に不可欠・インスリンが適切に働くために必要

カルシウム ……… 筋肉の収縮に関わる・歯や骨の構成成分

カリウム ……… 細胞の浸透圧の調整

マグネシウム ……… 血圧の調節・筋肉の収縮の調整

セレン ……… 抗酸化作用

その他

β - カロテン ……… 体内でビタミン A に変換される

ビタミン U ……… 胃の粘膜を健康に保つ効果が期待できる

オリゴ糖 ……… 整腸作用が期待できる

タウリン ……… 肝機能改善作用が期待できる

クエン酸 ……… 疲労回復効果が期待できる

アレンジ無限大！

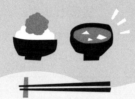

おいしい
組み合わせ

鉄分おにぎり

さまざまな食材を紹介してきましたが、実際におにぎりを作る時には、お米や具材をどんなふうに組み合わせたらいいかご提案します。ミニサイズを作っておいて補食にするのもおすすめです！

ミネラル&
食物繊維アップ

お米に雑穀をちょい足し

- オートミール
- アマランサス
- あわ
- キヌア

炊く前にちょい足し

- 乾燥わかめ
- 乾燥ゆば
- あさり缶
- 油揚げ
- ツナ
- くこの実

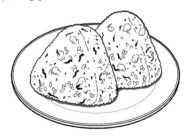

炊いたご飯にちょい足し

- 梅干し
- かつお節
- 青のり
- 肉味噌
- 高菜
- 焼き鳥の缶詰
- 茹で大豆
- 枝豆
- ごま塩

このコンビがおいしい！

- 桜エビ ＋ 青のり
- かつお節 ＋ 青のり
- 梅干し ＋ 青じそ
- ごま ＋ かつお節
- ツナ ＋ パセリ
- ツナ ＋ 枝豆
- ツナ ＋ 茹でて刻んだ菜の花
- 刻みザーサイ ＋ すりごま
- 乾燥ゆば ＋ キクラゲ（味つけはごま油と醤油で）
- ケチャップで炒めた牛ひき肉 ＋ スクランブルエッグ

包むものでちょい足し

- 焼きのり
- 甘辛く炊いた油揚げ
- サンチュ
- 高菜漬け

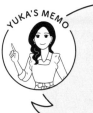

YUKA'S MEMO

以下の食材は、鉄はそれほど多くないけれど、おにぎりにするとおいしく栄養がとれますよ！
・もち麦：水溶性食物繊維、亜鉛
・たらこ：亜鉛、ビタミンE
・鮭：ビタミンD、ビタミンB6
・シラス干し：ビタミンD、カルシウム

鉄分味噌汁

身近な味噌汁は、実は栄養バランスに優れた最強料理！　ちょっとした工夫で、鉄分をたっぷりととることができますよ。あなたのお気に入りの組み合わせを見つけてくださいね。

味噌

- 豆味噌

原料は大豆と塩のみ。主に岐阜県や愛知県、三重県で作られています。タンパク質や亜鉛も豊富に含まれており、煮込めば煮込むほどコクが出るのが特徴です。

- 八丁味噌

愛知県岡崎市発祥の長期熟成させた豆味噌。原料は大豆と塩のみで、木樽を使い、時間をかけて熟成させて作ります。濃い茶色で硬めの味噌です。フラボノイドが含まれており、がんの予防効果が期待できます。

だし	・煮干し粉
	・かつお節粉

具材	・乾燥ゆば	・青のり
	・小松菜	・あおさ
	・高野豆腐	・のり
	・油揚げ	・枝豆
	・あさり缶	・ツナ
	・桜エビ	・卵

シーンに合わせて

- 夏は冷やし汁がおすすめです。冷たいだしに味噌ときゅうりや豆腐、ごま、のり、焼いたアジの開きをほぐしたものを入れるだけで、食欲のない日でもさらっと食べられます。

- 忙しい朝から作るのが大変。そんな方は、前日の夜に多めに作っておき、朝は温めるだけにしましょう。卵を割り入れれば、タンパク質量もアップできますよ。

赤だしがおすすめ！

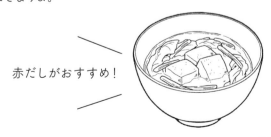

鉄分ドリンク

飲み物だけで鉄分がとれたら、忙しい時に楽ですよね。疲れた時のエネルギーチャージにもなる、ほんのり甘くて香りのいい、ほっこりドリンクをご紹介します。配分や濃さはお好みで。

梅茶
ノンカフェインのお茶＋梅干し（練り梅）

薬膳茶
ノンカフェインのお茶またはお湯＋なつめ＋くこの実

チャイ
ルイボスティー＋チャイミックス＋豆乳＋黒糖

ミルクティー
ノンカフェイン紅茶＋豆乳＋黒糖

シナモンティー
豆乳＋シナモン＋黒糖

きな粉ラテ
アーモンドミルク＋黒糖＋きな粉

黒ごまラテ

オーツミルク＋黒糖＋すり黒ごま

お汁粉豆乳

こし餡＋お湯＋豆乳

よもぎ茶

よもぎを粉末にしたもの。無農薬のものを選びたいですね。お湯で溶いて飲むと爽やかな香りが楽しめます。豆乳とてんさい糖を加えてラテ風にしてもおいしいですよ。

桑の葉茶

亜鉛やカルシウム、β-カロテンなどが含まれており、食物繊維が豊富です。交感神経の興奮を抑える働きのあるGABAを含んでいるためリラックス効果が期待できます。

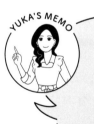

YUKA'S MEMO

ドリンクに甘みを足したい時には黒糖がおすすめ。サトウキビの搾り汁だけを煮詰め、そのまま固めて作られた砂糖です。カルシウム、カリウムを多く含み、甘味料の中では圧倒的に鉄の含有量が多いため、鉄分補給もできます。水と一緒に煮詰めて黒糖シロップとしても使えますよ。

鉄分サラダ

サラダのドレッシングにはレモン汁やお酢が使われているため、胃酸の分泌を促進し、タンパク質の消化を助けます。ボリューム満点のサラダをお好みの組み合わせで作ってみましょう。

ベースの野菜

サラダ菜・サニーレタス・サンチュ

ビタミンCが豊富で、レタスよりもカルシウム、抗酸化作用のあるビタミンEやβ-カロテンが多く含まれています。購入する際には切り口を確認し、みずみずしいものを選びましょう。

鉄は少ないけどおすすめ！

大根

消化酵素が多く含まれているため具材のタンパク質やドレッシングに含まれる脂質などの消化促進につながります。

人参

β-カロテンが多く含まれています。体内でビタミンAに変換され、赤血球の生成に使われます。

ドレッシングにちょい足し

和風
練りごま（黒、白）・
すりごま（黒、白）・
練り梅・青のり・豆味噌・
青じそ・青ネギ

洋風
アンチョビ・バジル・
パセリ・茹でたキヌア・
茹でたアマランサス

韓国風
白すりごま・青ネギ

中華風
白すりごま・ニラ
オイスターソース

メインの具材

和風
豆腐・油揚げ・サバ缶・
サンマ缶・あさり缶・
ツナ・肉そぼろ

洋風
ローストビーフ・生ハム・
オイルサーディン・ツナ・
半熟卵・牡蠣の燻製・
牡蠣のオイル漬け

韓国風
豆腐・油揚げ・牛肉・
あさり缶・マグロ

中華風
うずら卵・牛肉・
乾燥ゆば

トッピング

和風

切り干し大根・黒豆・
茹で大豆・ひよこ豆・
あおさ・のり・くるみ・
サヤエンドウ・青ネギ・
茹でた青菜（菜の花、
小松菜、ほうれん草）・
さきイカ・納豆

洋風

ひよこ豆・アーモンド・
プルーン・いちじく・
レーズン・アボカド・
オートミール

韓国風

焼きのり・韓国のり・
わかめ・青ネギ

中華風

黒キクラゲ・ザーサイ・
くこの実・干し杏・
松の実

お気に入りの
鉄分サラダを
見つけてみて！

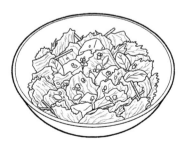

おでかけ中も栄養たっぷり！

外食 で

ちょい足し

和食店

お店で迷った時には、和食店に入りましょう。ご飯、味噌汁、メインの肉や魚、小鉢の大豆製品や野菜。定番メニューにするだけで自然に鉄分を強化することができます。

☐ サバの味噌煮

サバは青魚の中でタンパク質の含有量がトップクラス。味噌煮だけでなく塩焼きもおすすめです。定期的に食べたい魚のひとつですね。

☐ アジフライ

カルシウムやカリウム、亜鉛を多く含み、DHA、EPAも豊富です。ソースはウスター、タルタル、おろしポン酢とお店によりさまざま。

☐ サンマの塩焼き

タンパク質、ビタミンD、ビタミンAが豊富。添えられている大根おろしには消化酵素が含まれており、消化を促す効果も。旬の秋に食べたい一品です。

☐ 納豆

納豆1パック分（50g）で約1.7mgの鉄がとれます。動脈硬化を予防する効果が期待されるビタミンKを多く含んでいます。

☐ 卵焼き

脂溶性ビタミンは油と一緒に摂取することでより吸収率が高まります。卵黄には脂溶性ビタミンのA、Dが豊富なため、油で調理する卵焼きは理にかなっています。

☐ 赤だしの味噌汁

豆味噌を使用し、だしにはかつお節などが使われています。

☐ 青菜のおひたし

春なら菜の花、秋から冬なら小松菜やほうれん草が旬。トッピングのかつお節で青菜に含まれる鉄分の吸収率がアップします。

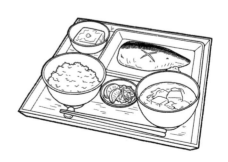

そば店

二八そばが一般的ですが、健康のためには十割そばを選びましょう。鉄の他にもアミノ酸やビタミンB群を豊富に含む優秀な食品です。

☐ 鴨南蛮

鴨は脂質が少なくタンパク質が豊富。亜鉛の含有量も多いです。その他、アルコールを代謝するビタミンB_1、皮膚の再生に関与するビタミンB_2も豊富。添えられているネギに含まれるアリシンにはビタミンB_1の吸収を高める働きもあるため、鴨とネギは最強のコンビです。

☐ ニシンそば

ニシンは赤身の魚で、赤血球の生成に必要な亜鉛や粘膜を保護するビタミンB_2、免疫力の向上につながるビタミンD

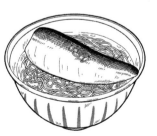

や血流を促すビタミンEが豊富です。肝臓の機能を高めるタウリンも多く含んでいます。

☐ きつねそば

油揚げを油抜きして、だしや調味料で炊いたものを使用しています。タンパク質だけでなく、細胞分裂に関わる亜鉛も豊富です。油揚げに含まれる非ヘム鉄は動物性タンパク質に含まれるヘム鉄に比べ吸収率が低いものの、ビタミンCの豊富なネギや柚子の皮などを添えることで吸収率を上げることができますよ。

☐ ゆばそば

生ゆばを使用したものと乾燥ゆばを使用したものがあります。ゆばは木綿豆腐と比較すると、鉄だけでなくタンパク質や亜鉛、血圧の調整をするマグネシウムも豊富に含んでいます。とろりとした口当たりで食欲のない時におすすめです。

☐ わかめそば

わかめは東北地方や徳島県が主な産地。乾燥わかめであれば貧血予防に重要な亜鉛も豊富で、心の安定に関わるカルシウム、血圧を下げる効果が期待できるカリウムも多く含みます。

寿司店

みんな大好き、お寿司！ 酢の物や海藻サラダ、茶わん蒸し、味噌汁などのサイドメニューとセットにして食べることで、バランスよく栄養をとることができ、満足感も得られます。

☐ いくら

鮭の魚卵を原料にし調味料に漬けたものです。亜鉛やビタミンB_{12}、ビタミンEやカルシウムも多く含まれています。

☐ ブリ

成長とともに名が変わる出世魚。寒ブリは脂がのり身も引き締まっていて格別な味わいです。タウリンやビタミンD、DHA、EPAも豊富に含まれています。

☐ マグロ（赤身）

タンパク質、カリウム、ナイアシン、そして甲状腺ホルモンの活性化に必要なセレンも豊富です。

☐ 赤貝

ビタミン B_1、B_2 を豊富に含みます。身が赤いのは、血液中にヘモグロビンが含まれているからです。

☐ 鳥貝

亜鉛とビタミン B_{12} が豊富です。一年中食べられますが旬は5月。愛知県知多半島や京都の丹波、伊勢湾、瀬戸内海などで獲れます。

☐ あさりの味噌汁

あさりは春に身が太り旨みも増します。ビタミン B_{12} やカルシウムを多く含みます。

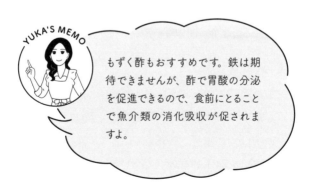

YUKA'S MEMO

もずく酢もおすすめです。鉄は期待できませんが、酢で胃酸の分泌を促進できるので、食前にとることで魚介類の消化吸収が促されますよ。

焼肉店

焼肉店は鉄分の宝庫！　ちょっと贅沢だけど、ジューシーなお肉は定期的に食べたいですね。食べすぎは腸内環境の乱れにつながりかねないので、腹八分目を心がけて。

☐ レバー

牛レバーは豚レバーや鶏レバーに比べて鉄の含有量は劣りますが、造血のビタミンであるビタミンB_{12}の含有量は多いです。

☐ タン

硬い部分はシチューなどに使われていて、焼肉で提供されるのは柔らかい部分です。亜鉛が豊富。レモンを搾ることで消化の促進につながります。

☐ センマイ

牛の第三胃。ビタミンB_{12}とともに造血に働く葉酸も豊富です。葉酸はDNAの合成に関与しているため妊娠中は特に重要といわれています。胃酸の分泌を促進し消化を促す酢味噌につけて食べましょう。

☐ ハツ

牛の心臓で臭みが少なく歯ざわりがいい部位です。疲労回復に働くビタミン B_1 と口内炎予防につながるビタミン B_2 を多く含んでいます。

☐ 馬肉

別名さくら肉とも呼ばれています。肉の中で鉄の含有量は圧倒的。馬刺しや、刺身を細く切って卵黄をのせたユッケを提供するお店があります。

☐ 赤身肉

もも、ランプ、ヒレがおすすめ。脂質は少なくタンパク質が豊富です。ニンニクやネギなどの薬味を添えて食べることで消化を促してくれます。

☐ ナムル

ほうれん草やゼンマイ、人参などの野菜とごまを和えたもの。焼肉では不足しがちな食物繊維もとれるので活用したいですね。

居酒屋

さまざまなジャンルの料理を単品で楽しめ、鉄分の
多い食品を取り入れやすいです。アルコールは飲み
すぎると亜鉛などの栄養素不足を招く恐れがありま
すので、ほどほどに。

☐ 青魚の刺身

血合いの部分に鉄と亜鉛が豊富。青魚に多く含まれ
るEPAやDHAは熱に弱いため刺身で食べるのが理
想的です。

☐ カツオのたたき

春獲りは身が締まり脂は少なく、秋獲りは脂が多いで
す。鉄の含有量は変わりませんが、ビ
タミンAは秋獲りがやや多くなり
ます。

☐ マグロユッケ

鉄の含有量はマグロ
の中ではキハダマグロが
トップ。ユッケはさらに卵黄

で鉄分アップになります。他の魚に比べて水銀を多く含んでいるので、食べすぎは避けましょう。

☐ 青菜のごま和え

青菜は全般的に鉄が豊富なのでハズレなし！　ごまと和えることでさらに鉄分強化できますよ。

☐ 焼き油揚げ

厚揚げとともに鉄の含有量が多いです。ショウガやネギなどの薬味を添えると消化の促進につながります。

☐ 味噌おでん

八丁味噌をベースにしただしで具材を煮込んだものです。おでんの具材で鉄分が豊富なのは卵や黒はんぺん、魚のつみれ、うずら卵が入った巾着、厚揚げ、がんもどきなどです。

☐ イカの塩辛

スルメイカの身、肝臓に塩を加えて発酵・熟成させた食品。タウリンや亜鉛、ビタミンE、ビタミンB群、マグネシウムも含まれています。アルコールの代謝にはさまざまな栄養素が必要なため、おつまみにおすすめしたい一品です。

中華料理店

中華といえばラーメン、餃子を思い浮かべるかもしれませんが、鉄分を多く含む料理もオーダーしましょう。野菜がたっぷりとれるのも嬉しいポイント。消化を促すために、お酢を使った前菜もお忘れなく。

□ **レバニラ**

ニラも鉄の多い野菜なので豚レバーとは最強コンビ！ニラはビタミンCを多く含むため、加熱しすぎず短時間で調理したものが好ましいです。

□ **青椒肉絲**

牛肉や豚肉を細切りにしピーマンと炒めたもの。鉄の含有量の多い牛肉を選びましょう。油で炒めるとピーマンに含まれるカロテンの吸収率がアップします。

□ **麻婆豆腐**

牛そぼろと豆腐が鉄分食品。薬膳では豆腐は体を潤すといわれているので、皮膚が乾燥しがちな方におすすめです。

☐ 酢豚

豚肉は牛肉に比べて鉄の含有量は劣り
ますがヒレや肩ロースの赤肉であれ
ば比較的とることができます。
消化酵素を多く含むパイナッ
プルや玉ねぎと一緒に食べる
ことで消化を促します。

☐ 黒キクラゲの和え物

黒キクラゲは食物繊維の一種であるβ-グルカンを含
むため、腸内環境を整えたり糖質の吸収を抑えたりす
る働きが期待できます。

☐ 青菜炒め

ニンニクで香りづけし、ごま油で炒めた料理。旬の野
菜を使っているので味がよく、栄養価も高いです。

☐ 砂肝のオイスターソース炒め

鶏の胃を覆っている筋肉で、臭みがなく食べやすいた
め、レバーやハツが苦手な方におすすめです。

☐ ピータン

アヒルの卵を発酵、熟成させたものです。鶏卵の約
2倍の鉄を含みます。

洋食店

メインディッシュの前に、酸味のあるドレッシングの
かかったサラダを食べて胃酸の分泌を促進させ、スー
プで胃を温めておきましょう。お腹の準備が整ったと
ころでお肉に進むと、あ〜ら不思議。胃もたれしにく
くなりますよ。美しい食器や雰囲気で心も豊かに。

☐ ハンバーグ

選ぶなら牛肉100％のものがおすすめ！　タレはおろ
しポン酢にすると消化吸収を促すことができますよ。

☐ ビーフステーキ

牛肉で赤身が多い部位には肩ロースやヒレ、もも、ラ
ンプなど。サーロインよりも高タンパク質でおすすめ
です！

☐ 牡蠣フライ

牡蠣は免疫力アップや健康増進に効果的で、亜鉛や
ビタミンB_1・B_2・B_{12}などの栄養素が含まれていま
す。タウリンが豊富なので、スタミナ増強や疲労回復

などの効果もあります。たっぷりとレモンを搾り、ビタミンCで鉄の吸収率をアップさせましょう。

☐ メンチカツ

牛ひき肉が多く含まれるため鉄が多い料理です。ひき肉はももやバラ、すねなどを混ぜ合わせてひいたもので、噛むと弾力と強い旨みがあります。

☐ 豚ヒレカツ

トンカツといえばロース肉が人気ですが、ヒレ肉の方が鉄分豊富です。添えられているからしには食欲増進作用があるので活用したいですね。

☐ ビーフカツ

ビーフカツには赤身の多いヒレやももが使用されます。添えられているキャベツはビタミンCが多く、胃の粘膜を健康に保つビタミンUという成分が含まれているため、残さず食べましょう。

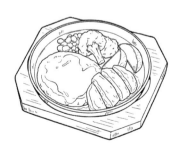

カフェ

ほっと一息、私の大切な時間。カフェでのオーダーはサンドイッチとコーヒーが定番という方が多いのではないでしょうか。ひと工夫加えるだけで栄養補給ができますし、何より満足感が得られますよ！

☐ ツナサンド

ツナの原材料にはマグロだけでなく鉄分の多いカツオも使われています。タンパク質が豊富で、クセがなく食べやすいので、迷った時に選びたいですね。

☐ ローストビーフサンド

ローストビーフに使用される肉はももやランプ、ヒレなどの赤身肉が多く、タンパク質が多く含まれています。

☐ 卵サンド

ふわふわのオムレツをサンドしたものや、茹で卵をマヨネーズで和えサンドしたものなど、さまざまな種類があります。サンドイッチにすることでタンパク質だけでなく野菜も手軽に摂取することができますよ。ピク

ルスの酸味が唾液や胃酸の分泌を促進し、栄養素の吸収を高めてくれます。

☐ 生ハムサンド

生ハムにはビタミンB₁や亜鉛などのミネラルも含まれ、疲労回復・風邪予防などに効果が期待できます。アミノ酸が豊富なので、消化力が弱っている時にもおすすめです。

☐ アボカドサンド

アボカドは「世界一栄養価の高い果物」としてギネスブックに登録されているほど栄養価が高い食材です。ビタミンやミネラル、カリウム、葉酸などが豊富に含まれています。

☐ クラムチャウダー

クラムチャウダーに使用されることが多いあさりは、ビタミンB₁₂を多く含んでいるだけでなく、カルシウムやカリウム、亜鉛などのミネラルも豊富です。

☐ ハーブティー

ノンカフェインのハーブティーにはリラックス効果や抗酸化作用が期待できるものも多く、お疲れ女子におすすめです。

おわりに

　最後までお読みくださり、ありがとうございます。

　いかがでしたか？　鉄分の持つ大きなパワーを知っていただくことができましたでしょうか。

　これまでSNSで発信する中で、たくさんの方との出会いがありました。「病院へ行っても不調の原因が分からない」、「さまざまな健康法を試したけれど、しんどさは増すばかり」。そんな声を聞き、こんなにも悩み、苦しんでいる人がいるのだということに驚きの連続でした。**「少しでも早く、たくさんの人に鉄分の重要性を伝えて食生活に取り入れてもらいたい……」**、そう願いながら今日まで活動を続けてきました。

　真面目で一生懸命な優しい人ほど自分のことが後回しになりがちです。そんなあなたにこそ、鉄分を味方につけて喜び溢れる人生を手に入れていただきたいと思っています。

　私はずっと、頑張らなければ価値がないと自分に厳しく生きてきました。鉄分を取り入れるようになってから、自分の変化で一番驚いたのは、「人はそのままで価値があるのだ」と思えるようになったことです。おっちょこちょいで失敗することもあるけれど、そんな私もOK！　と、**自分のことが好きになり、もっと自分を大切にしたいと思うようになりました。**

「食は命なり」。つまり、生きることは食べること。

　どうか毎日の食事をおろそかにしないでください。あなた自身を一番に守れるのはあなたです。**食べることがあなたの心と体にエネルギーを満たし、生きる希望につながります。**

　スーパーやコンビニで何を買おうか迷った時、外食で何を食べようか決められない時、何を作ろうか思いつかない時、いつもあなたのそばにこの本を置き、お気に入りのページを開いて参考にしていただけたら嬉しいです。

あなたのペースで、あなたの心地いいやり方で、焦らず気長に鉄分ライフを楽しんでくださいね！

　気がついた頃には、「あれ？　最近なんだか調子がいいな」なんて嬉しいことがあるかもしれませんよ。

　今現在、不調に悩まされている方は、**心と体が軽やかになりますように**。そしてすでに元気な方は、**さらにパフォーマンスアップできますように**。 あなたのお幸せを、いつも願っています。

　執筆しながら、私は幼少期からの自分をずっと振り返ってきました。つらい経験も多かったけど、これまで不器用ながらも精一杯に生き、学び、諦めずに活動してきたことがこうして本となり、より多くの方に栄養の大切さを知っていただけたことを大変嬉しく思います。

　最後に。これまで栄養の知識をご教授くださった先生方、本当にありがとうございました。そして、いつも励ましサポートしてくれる愛する家族に、この場をお借りしてお礼を言わせてください。ありがとう。また、数多くいるインスタグラマーの中から私を見つけ出してくださったKADOKAWAの伊藤さん、この本の制作に関わってくださった皆様に心から感謝いたします。

　そして何より……いつも応援してくださり、ともに貧血さん卒業を目指す仲間であるフォロワーの皆様、本当にありがとうございます！　この本を読んでくださった皆様にも、感謝しかありません。このご縁を大切にしながら、今後も**食を通して人々の健康と喜びに寄与する活動**を続けてまいります。これからもご一緒に鉄分ごはんを楽しみましょうね！

2024年6月　心を込めて　毛利有香

監修メッセージ

　体調不良があれば病院に行ってお薬をもらう、といったことが当たり前の現代で"食事で解決できることがある"といった発想は今まであまり注目されてこなかったことかもしれません。

　私自身、西洋医療しか知らなかった時はそうでした。しかし、子どもを授かって、胎児から大人になるまでの体づくりには食べるものがとても大切だと感じたことから、バランスの取れた食事やオーガニック食材を意識するようになりました。さらに育児をする中で、日頃から食事や生活面を整えて丈夫な体づくりをしておく大切さも実感していきました。

　そして東洋医学の養生法や分子栄養学を学び、多くの方が食事に気をつけることでよくなっていかれるのを目の当たりにし、ますます食事の大切さを知りました。　栄養療法のいいところは、セルフケアができることです。どんな食材を買うか、買わないか。何を口に入れるか、入れないか。基本的にそれらを自分で決めることができます。

　もちろん大きく体調を崩した時、長期に体調不良が続く時は病院に行って医師の診療を受けることも大切です。しかし、栄養療法を日々の食事に取り入れることで、免疫力が上がり、調子を崩した際にもひどくならない体づくりを自分自身ですることができます。

　本書ではそんな分子栄養学的な食事療法について、毎日の食事に取り入れやすい形で分かりやすく紹介されています。悩みや不調の渦中におられる方にいつも真摯に寄り添われている毛利さんの初の著書です。その監修をさせていただけることに感謝しつつ、多くの方にこの栄養療法が広まって、不調で悩む方が一人でも減ることを願っています。不調が続く時は病院も受診してくださいね。

MOMOこころのクリニック院長　　よしだ栄美子

参考文献

・安藤麻希子『魔法の７つの食習慣 分子整合栄養医学入門書 お母さんと子ども編』一般社団法人分子整合栄養医学普及協会（2022）
・安藤麻希子『魔法の７つの食習慣　オーソモレキュラーダイエット』イースト・プレス（2023）
・城谷昌彦『腸内細菌が喜ぶ生き方』海竜社（2019）
・浦部晶夫『貧血と血液の病気』インターメディカ（2011）
・奥平智之『マンガでわかる ココロの不調回復 食べてうつぬけ』主婦の友社（2017）
・新食品成分表編集委員会『新食品成分表 FOODS 2021』東京法令出版（2021）
・香川明夫『毎日の食事のカロリーガイド 第３版』女子栄養大学出版部（2018）
・梁晨千鶴『東方栄養新書　体質別の食生活実践マニュアル』メディカルユーコン（2005）
・池上文雄、加藤光敏、河野博、三浦理代、山本謙治 監『NHK 出版 からだのための食材大全』NHK出版（2018）
・薬日本堂 監『毎日役立つ からだにやさしい 薬膳・漢方の食材帳』実業之日本社（2010）
・上西一弘『栄養素の通になる 第5版』女子栄養大学出版部（2022）
・田中文彦『忙しい人のための代謝学　ミトコンドリアがわかれば代謝がわかる』羊土社（2020）
・萩原將太郎 編著『貧血に出会ったら　やさしくわかる貧血の診かた』金芳堂（2020）
・鈴木謙 監『改訂新版　貧血の人の基本の食事』学研プラス（2021）
・薗田勝『マンガでわかる栄養学』オーム社（2013）
・石田清隆『人生を好転させる 2-week 鉄活』幻冬社（2023）
・江田証『小腸を強くすれば病気にならない　今、日本人に忍び寄る「SIBO」（小腸内細菌増殖症）から身を守れ！』インプレス（2018）
・南雲久美子 監『冷え性・貧血・低血圧』主婦の友社（2015）
・厚生労働省：日本人の食事摂取基準（2020 年版）（2）微量ミネラル①鉄（Fe）
https://www.mhlw.go.jp/content/10904750/000586568.pdf
・厚生労働省：令和元年 国民健康・栄養調査結果の概要
https://www.mhlw.go.jp/content/10900000/000687163.pdf
・水産庁：ノリ養殖をめぐる情勢について（令和５年６月）
https://www.jfa.maff.go.jp/j/saibai/attach/pdf/norimeguji-1.pdf
・文部科学省：日本食品標準成分表 2020 年版（八訂）
https://www.mext.go.jp/a_menu/syokuhinseibun/mext_01110.html
・文部科学省：日本食品標準成分表（八訂）増補 2023 年
https://www.mext.go.jp/a_menu/syokuhinseibun/mext_00001.html
・農林水産省：野菜の生育状況及び価格見通し（令和６年５月）について
https://www.maff.go.jp/j/press/nousan/engei/240430.html
・農林水産省：野菜をめぐる情勢（令和６年５月）
https://www.maff.go.jp/j/seisan/ryutu/yasai/attach/pdf/index-38.pdf
・広島県公式サイト：本格シーズン到来！生産量日本一を誇る牡蠣の最新事情とは !?（2021 年 11 月８日）
https://www.pref.hiroshima.lg.jp/lab/topics/20211108/01/

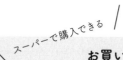

お買い物リスト

野菜・果物コーナー

- パセリ
- バジル
- 青じそ
- 小ネギ
- 枝豆
- グリンピース
- スナップエンドウ
- 春菊
- ブロッコリー
- 小松菜
- ほうれん草
- チンゲン菜
- 菜の花
- モロヘイヤ
- サンチュ
- サニーレタス
- 水菜
- サラダ菜
- よもぎ（春）

お魚コーナー

- アジの開き
- 魚肉ソーセージ

お肉コーナー

- 生ハム
- レバー
- 牛ひき肉

卵コーナー

- うずら卵
- 卵

大豆製品コーナー

- がんもどき
- 納豆
- 豆乳

製菓コーナー

- こし餡

調味料コーナー

- ぶどうジャム

缶詰コーナー

- 黒豆
- ひよこ豆
- コンビーフ
- 焼き鳥の缶詰
- アンチョビ
- オイルサーディン
- イワシ缶
- サンマの蒲焼缶
- ツナ缶
- サバ缶
- あさり缶
- 牡蠣の燻製

乾物コーナー

- 高野豆腐
- 乾燥ゆば
- きな粉
- ごま
- 切り干し大根
- 黒キクラゲ
- 桜エビの素干し
- 煮干し粉
- かつお節粉
- 焼きのり
- 青のり
- 梅干し

お菓子・おつまみコーナー

- ビーフジャーキー
- ドライソーセージ
- さきイカ
- レーズン
- ドライブルーベリー
- ドライプルーン
- 干し杏
- ドライなつめ
- かぼちゃの種
- アーモンド
- くるみ
- 甘栗

プロフィール紹介

著者

毛利有香（もうり ゆか）

岐阜県在住。調理師やフードコーディネーターとして食に携わり約30年。現在は栄養カウンセラーとして料理教室や、講座、栄養カウンセリングを開催している。自身の貧血、うつとパニック障害を食で克服した経験を持つ。食を通じて、誰もが楽しく続けられる健康法を伝えるべく活動している。SNS総フォロワーは10万人以上（2024年5月現在）。

Instagram：biyoushoku.yuka

Threads：biyoushoku.yuka

X：@yukasyokukaizen

監修

よしだ栄美子（よしだ えみこ）

MOMOこころのクリニック院長。愛知医科大学医学部卒業。小児科医として病院勤務や乳幼児健診業務を行いながら地域での子育て支援事業にも従事。西洋医療にとどまらず、心身の健康にアプローチできる療法を行うため2023年にクリニックを開業。現在は市政という立場から一人ひとりの方が自分らしく豊かで健康に暮らすご支援をすべく活動中。3児の母。

心身の不調が楽になる
鉄分ちょい足しごはん

2024年6月28日　初版発行

著者／毛利有香

監修／よしだ栄美子

発行者／山下直久

発行／株式会社KADOKAWA
〒102-8177　東京都千代田区富士見2-13-3
電話 0570-002-301 (ナビダイヤル)

印刷所／大日本印刷株式会社

製本所／大日本印刷株式会社